Hans Czermak · Die erste Kindheit

Hans Czermak

DIE ERSTE KINDHEIT

Ein ärztlicher Ratgeber
für das 1. und 2. Lebensjahr

3., durchgesehene Auflage

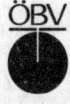

Österreichischer Bundesverlag, Wien

3. Auflage 1985
Alle Rechte vorbehalten
Jede Art der Vervielfältigung, auch auszugsweise, gesetzlich verboten
© Österreichischer Bundesverlag Gesellschaft m.b.H.,
Wien 1982
Gesamtherstellung: Wiener Verlag, Himberg bei Wien

ISBN 3-215-**05174**-5

INHALT

I. DIE GEBURT 13
1. Das Neugeborene 13
2. Ort der Entbindung 14
   Kreißsaal / Hausgeburt / ambulante Entbindung
3. Der Vater bei der Geburt 17
4. Rooming-in 18

II. DAS NEUGEBORENE 22
1. Geburtsgewicht und Wachstum 22
2. Die Haut des Neugeborenen 23
   Käsige Schmiere / Neugeborenenrötung / erstes Bad / Schuppung / Flaumbehaarung / Neugeborenenmitesser / „Mongolenfleck" / Blutschwamm / Vorhaut / Brustdrüsenschwellung / Hautmale
3. Geburtsgeschwulst und Konfiguration des Kopfes 26
4. Fußstellungen (siehe auch III/5) 27
5. Der Nabel 28
6. Die Atmung 29
7. Leistenbruch 30
8. Gelbsucht 32
9. Durstfieber 34
10. Kindspech 35
11. Harn und Harnentleerung 36
12. Puls 36
13. Reflexe 37
14. Zahnung 38
15. Saugen am Daumen oder Schnuller 40

III. DIE LEIB-SEELISCHE ENTWICKLUNG IM ERSTEN UND ZWEITEN LEBENSJAHR 42
1. Die Geborgenheit des Kindes am Leib der Mutter (und des Vaters) 42
   Das erste Berührungserlebnis / Tragtücher

2. Schreien und Weinen 44
3. Wickeln und Bekleidung 46
4. Baden 48
5. Die Körperlage des Säuglings 50
   Bauchlage / Rückenlage / Seitenlage / Vermeidung der Hüftluxation / Fußstellungen / Kinderwagen / Kopfanheben / Sitzbuckel / Schlaf / Säuglingsgymnastik
6. Entwicklung im 1. Vierteljahr 56
7. Entwicklung im 2. Vierteljahr 59
8. Entwicklung im 3. Vierteljahr 61
9. Entwicklung im 4. Vierteljahr 63
10. Früherziehung 65
11. Entwicklung im 2. Lebensjahr 71

IV. ERNÄHRUNG: STILLEN IM MITTELPUNKT 76
1. Stillen: (beinahe) ein Allheilmittel 76
2. Stillwilligkeit 78
3. Die Tätigkeit der Milchdrüsen (Laktation) 82
   Die Vormilch / Muttermilch und Tiermilch / Die reife Muttermilch
4. Brustpflege während der Schwangerschaft und Stillzeit ... 88
5. Die stillende Mutter 90
   Ernährung / Alkohol / Rauchen / Medikamente / Schadstoffe / „schlechte Muttermilch" / Pille / Empfängnisverhütung / Menstruation / neuerliche Schwangerschaft
6. „Stillfähigkeit", Muttermilchüberschuß bzw. Muttermilchmangel 94
7. Beginn des Stillens 95
   Reflexe / Medikamenteneinwirkung / unmittelbare Wirkung des Kolostrums / Milcheinschuß
8. Neuere Gesichtspunkte in der „Stillpraxis" 99
   Lagerung der Stillenden / Fütterung nach Bedarf / Nachtmahlzeit / Milchspendereflex / beidseitiges Anlegen / Dauer der Mahlzeit / wunde Warzen / Gewichtskontrollen
9. Verdauung beim gestillten Kind 102
   Blähungen / Aufstoßen / Schluckauf („Schnackerl") / Stühle / geringfügiges Erbrechen bzw. „Spucken"
10. Steigerung der Milchsekretion –
    Abpumpen oder Abspritzen? 103
11. Milchtreibende Mittel 105
12. Abstillen 106
13. Brust(drüsen)entzündung 108

14. Frauenmilchsammelstelle 111
15. Künstliche Ernährung im 1. Lebenshalbjahr
    (Flaschennahrung) – Zwiemilchernährung 112
16. Ernährung im 2. Lebenshalbjahr 115
17. Ernährung im 2. Lebensjahr 118
18. Ernährungsstörungen 122

V. DAS KRANKE KIND 127
1. Vorkommnisse bei der Geburt 127
   Kopfblutgeschwulst / Blutungsübel / Knochenverletzungen / Nervenverletzungen / Schiefhals / Verletzungen im Schädelinnern
2. Das frühgeborene Kind 130
3. Die klassischen Infektionskrankheiten 134
   Diphtherie / Scharlach / Masern / Röteln / Feuchtblattern (Schafblattern, Windpocken) / Keuchhusten / Mumps / Kinderlähmung
4. Die chronischen Infektionskrankheiten 142
   Tuberkulose / Syphilis (angeborene Lues)
5. Impfungen im 1. und 2. Lebensjahr 143
6. Die Erkrankungen der Atmungsorgane 144
   Fieber / Schnupfen / Nasen-Rachen-Katarrh / Mittelohrentzündung / „Wucherungen" / Lymphdrüsenentzündung / Husten / Luftröhrenkatarrh / Kehlkopfkatarrh / Lungenentzündung / Bronchitis (Bronchiolitis) / Pseudocroup / Prophylaxe / Abhärtung / Therapie
7. Erkrankungen der Harnorgane 154
8. Rachitis und andere Vitaminmangelzustände 155
9. Blutarmut 159
10. Krampfkrankheiten 160
11. Erkrankungen der Haut und der Schleimhäute 161
    „Wundsein" / Hautentzündungen / „Hautunreinheiten" / Ekzem / Gneis / Säuglingsfurunkel / Eitergrind / Juckblattern / Arzneimittelausschläge / Soor / Mundschleimhautentzündung
12. Medikamentenmißbrauch 166
13. Vergiftungen 167
14. Unfälle 168
15. Das Kind im Krankenhaus 170

Literatur 175
Sachverzeichnis 177
Kontaktadressen 181

„... meinem Herzen sind die Kinder am nächsten auf der Erde. Wenn ich ihnen zusehe und in dem kleinen Dinge die Keime aller Tugenden, aller Kräfte sehe, die sie einmal so nötig brauchen werden, wenn ich in dem Eigensinne künftige Standhaftigkeit und Festigkeit des Charakters, in dem Mutwillen guten Humor und Leichtigkeit, über die Gefahren der Welt hinzuschlüpfen, erblicke, alles so unverdorben, so ganz! – immer, immer wiederhole ich dann die goldenen Worte des Lehrers der Menschen: Wenn ihr nicht werdet wie eines von diesen! . . . sie, die unseresgleichen sind, die wir als unsere Muster ansehen sollten, behandeln wir als Untertanen. Sie sollen keinen Willen haben! – Haben wir denn keinen? Und wo liegt das Vorrecht? – Weil wir älter sind und gescheiter! – Guter Gott von deinem Himmel, alte Kinder siehst du und junge Kinder und nichts weiter; und an welchen du mehr Freude hast, das hat dein Sohn schon lange verkündigt. Aber sie glauben an ihn und hören ihn nicht, – das ist auch was Altes! – und bilden ihre Kinder nach sich und . . ."

Goethe: Die Leiden des jungen Werther

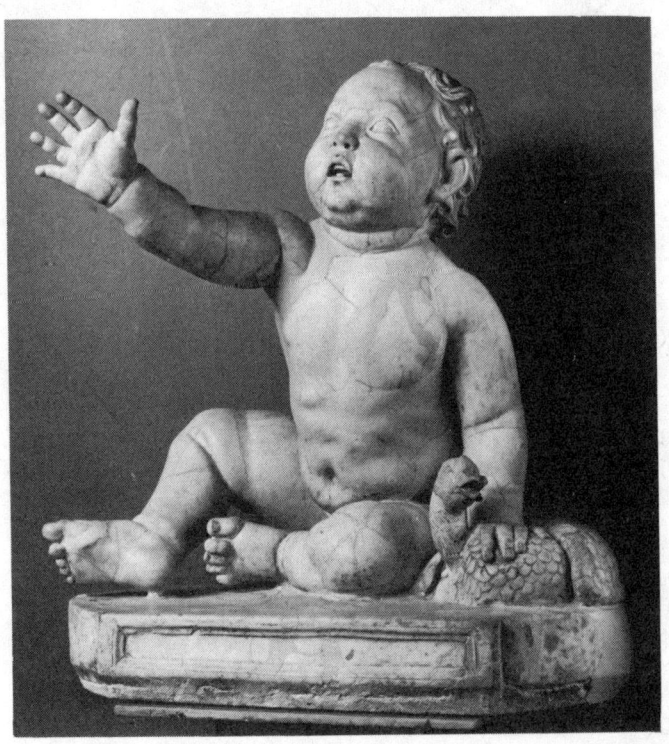

Knabe mit der Fuchsgans*

Ein etwa zweijähriger, auf dem Boden sitzender Knabe wird vermutlich von einem Erwachsenen angesprochen, dem er den rechten Arm entgegenstreckt und zu dem er aufblickt. Dabei drückt er seinen Spielgefährten, eine Fuchsgans, zu Boden.
Römische Kopie (Mitte des 2. Jahrhunderts n. Chr.) nach einem Bronzeoriginal des frühen 3. Jahrhunderts v. Chr.)

* Kunsthistorisches Museum Wien

Einleitung

Geburt und Lebensbeginn, aber auch die psychoprophylaktische Bedeutung einer optimalen Gestaltung der Schwangerschaft haben seit einigen Jahren das Interesse der Wissenschaft mehr und mehr auf sich gezogen; denn hier scheint der Angelpunkt zur Eindämmung der in der zweiten Hälfte des 20. Jahrhunderts beängstigend um sich greifenden „Volksseuchen" Depressionen und Süchte zu liegen. „Was ist ein Kind – welche Persönlichkeit ist mein Kind?" Diesen Fragen will man heute auf den Grund gehen und, gestützt auf die Ergebnisse der Forschung, dem Wesen des Kindes und seinen legitimen Bedürfnissen gerecht werden. In einem gewissen Ausmaß haben die Massenmedien bereits den Boden für solche Vorhaben bereitet.

Heute, in einer Zeit, in der die ehemals gefürchteten Kinderkrankheiten infolge des medizinischen und gesellschaftlichen Fortschritts praktisch ausgerottet sind, treten an deren Stelle zum Teil bisher unbeachtete, aber auch ganz neue „Gesundheitsprobleme". Im Vordergrund steht die seelische Not, welche zu psychosomatischen Schädigungen des Kindes führt und die mit dem Defizit an mütterlicher und allgemeiner menschlicher Wärme bereits in der allerersten Lebenszeit beginnt.

Dieses Buch geht von der Überzeugung aus, daß schon das Neugeborene zur Wahrnehmung der grundlegenden Sinneseindrücke sehr wohl fähig ist und daß die „erste Kindheit", d. h. das erste und zweite Lebensjahr, besonders durch die Grunderfahrung des Gestilltwerdens der wesentlichste Abschnitt in der Entwicklung des Menschen ist. In seinem ganzen späteren Leben lernt der Mensch nie wieder so viel in so kurzer Zeit. Dabei ist freilich zu berücksichtigen, daß wir nur ein sehr spärliches objektives Wissen über die Erlebniswelt des Kindes im Mutterleib besitzen. Ein Pionierwerk zu diesem Thema ist das von Sepp Schindler herausgegebene Buch „Geburt – Eintritt in eine neue Welt", das zur ergänzenden Lektüre empfohlen wird.

Die meisten Eltern oder möglichen Pflegepersonen im Rahmen

einer Familie werden erst dann, wenn das Kind da ist, mit den unzähligen konkreten Aufgaben konfrontiert und müssen sich mit vielseitigen neuen, oft ganz individuellen Problemen auseinandersetzen.

Das Anliegen dieses Buches ist es, dem Kind von der ersten Lebensstunde an einen unbestrittenen Platz in der Gesellschaft einzuräumen, der eine uneingeschränkte physisch-psychische Entwicklung in jeder Hinsicht gewährleistet.

Der Autor verdankt die ersten Lernschritte auf dem Gebiet der sozialen Kinderheilkunde seinem verehrten Lehrer August v. Reuss und sein späteres Wissen Kontakten mit Experten aus allen Fachgebieten der Sozialwissenschaften, vor allem Hans Strotzka, Gerd Biermann und Alice Miller. Die jahrzehntelange Praxis als Kinderarzt und ebensolange Tätigkeit in den Säuglingsabteilungen von Gebärkliniken haben ihn zur Zusammenfassung seiner Wahrnehmungen, Erfahrungen und der daraus gewonnenen Erkenntnisse in diesem Buch veranlaßt.

I. DIE GEBURT

1. Das Neugeborene

Das einschneidendste Ereignis in der leib-seelischen Entwicklung eines Menschen ist die Geburt. Eine derart krasse Daseinsänderung findet während seines ganzen späteren Lebens nie mehr statt. Die ruckartig eintretende Umstellung in den Kreislaufvorgängen und in der Ernährung infolge des Zerreißens der Verbindung zwischen mütterlichem und kindlichem Organismus, die vielfachen neuen Einflüsse der Außenwelt, wie Luft, Licht, Temperatur, bringen schwerwiegende physisch-psychische Erschütterungen mit sich, die einige Zeit nachwirken. Dem Zeitpunkt des **Neugeborenseins**, nach einer vom Kind sicher als sehr strapaziös empfundenen „Landung" in einer neuen Welt, folgt nun die **Neugeborenenperiode.** Sie ist mit etwa einer Woche begrenzt, es handelt sich um jenen Zeitraum, in dem sich das neugeborene Lebewesen der Außenwelt anpaßt.

Unmittelbar nach der Geburt ist die Mutter von einer ungewöhnlichen Gefühlswallung, die dem neugeborenen Kind zuströmt, zutiefst ergriffen. Diese Stimmung überträgt sich auf den Vater und zuweilen auch auf die im Kreißsaal anwesenden Pflegepersonen. Daß in diesem Augenblick die so bedeutsame, sogenannte **sensible Phase** erhöhter Empfindsamkeit im Entstehen ist, welche den Ursprung einer tiefen Bindung zwischen Mutter, Kind und Vater bildet, davon wußten die Ärzte bis vor kurzer Zeit nur wenig.

So schuf man etwa ab den vierziger Jahren, zur Zeit einer noch hohen Neugeborenensterblichkeit, spezielle Neugeborenenstationen. Das sind Abteilungen, in die man alle neugeborenen Kinder sofort nach einer im Kreißsaal vorgenommenen, schnellen Erstversorgung brachte. Dies geschah in der guten Absicht, einerseits dadurch gefährliche Infekte zu vermeiden sowie eine bessere Überwachung im „Neugeborenenkollektiv" zu ermöglichen; anderseits glaubte man, daß sich die Mütter auf diese Weise besser und schneller von der Geburt erholen könnten. Das neugeborene Kind verließ also den Kreißsaal bald nach seiner Geburt in den Armen einer Schwester, die es noch einmal zum „Abschied" von der Mutter wenige Sekunden hochhob. Es kam zu keinerlei körperlichem

Kontakt zwischen Mutter und Kind, ein Blickkontakt war kaum möglich.

Der Trieb des Neugeborenen, dem Körper der Mutter nahe zu sein, ist unmittelbar nach der Geburt besonders stark und wurde bisher gewaltig unterschätzt. Aus der Fülle der heute schon zusammengetragenen Beobachtungen – auch aus der vergleichenden Verhaltensforschung – sei nur eine wichtige Erkenntnis hervorgehoben: Erikson hat erforscht und beschrieben, wie sich – gestützt auf die Erfahrungen im ersten Lebensjahr – Urvertrauen oder Urmißtrauen entwickelt und zu Verhaltensweisen führt, die für das ganze Leben bestimmend und relativ wenig wandelbar sind. Unsere Grundhaltung ist auf ihnen aufgebaut, und sie sind daher entscheidend dafür, wie wir uns später zu unserer Umwelt und letztlich zu uns selbst stellen. Von Bedeutung ist, daß jedem früheren Lebensabschnitt eine größere Wertigkeit in dieser Beziehung zukommt als dem nachfolgenden. Somit spielen die Erlebnisse und Ereignisse der ersten Lebensstunden und -tage eine entscheidende Rolle, wenn auch vielleicht nicht für alle Menschen im gleichen Ausmaß.

2. Ort der Entbindung

Die Interessen und die Wunschvorstellungen unserer aufgeklärten Gesellschaft haben in bezug auf deren Haltung gegenüber der Geburt, dem „Eintritt in eine neue Welt", zu tiefgreifenden und in ihrer positiven Auswirkung noch gar nicht absehbaren Veränderungen geführt.

Die erste Reaktion auf die Überbetonung der in den letzten zwei bis drei Jahrzehnten eingetretenen technischen und therapeutischen Perfektion im **Kreißsaal** auf Kosten menschlicher Beziehungen war eine in zunehmendem Maße laut werdende Befürwortung der „natürlichen", der „sanften" Geburt. Man wollte sich damit gegen die Medikalisierung und gegen Eingriffe wehren, die zum ständigen Bestandteil des Rituals „moderner" Geburtshilfe im Kreißsaal geworden waren.

Vielerorts schien man vergessen zu haben, daß es überhaupt ein normales Gebären gibt. Infolge der eingeschlagenen Entwicklung tauchte logischerweise eines Tages die Frage auf, weshalb 95% aller Frauen, die man ohne sämtliche Errungenschaften der modernen Geburtshilfe entbinden könnte, dem „Fortschritt" der Technik ausgeliefert werden. Die Antwort scheint bestechend einfach: aus prophylaktischen Erwägungen. Es liegt in der Natur der Prophylaxe, daß sie über das Ziel schießen und auch die überwiegende

Mehrheit derer erfassen muß, die ihrer im Grunde genommen nicht bedurft hätten. Täte sie dies nicht, wäre sie keine Prophylaxe. Auf dem Gebiet der Geburtshilfe lassen sich die rein medizinischen Erfolge dieses Vorgehens in den in jüngster Zeit bereits sehr niedrig gewordenen Zahlen von Neugeborenenmortalität und -morbidität erkennen. Aber ist man nicht doch bei der einseitigen Einstellung „Primat der körperlichen Gesundheit" in einem gewissen Sinne zu weit gegangen? Die Kehrseite dieser an sich positiven Entwicklung darf nicht übersehen werden. Psychologen sprechen heute davon, daß ein gewisses Defizit an Erfahrung mütterlicher und menschlicher Wärme in der allerersten Lebenszeit, also schon im Kreißsaal, einer der tiefsten Gründe zu sein scheint für das Mißtrauen, ja für die Feindseligkeit, die Menschen später gegeneinander hegen. Diese Zusammenhänge dürfen, will man das Erreichte nicht kompromittieren, von den Ärzten und deren Gremien nicht weiterhin ignoriert werden.

Auf die rein geburtshilflichen Konzepte, etwa von G. Dick-Read, F. Lamaze oder von F. Leboyer, Autor des berühmt gewordenen Buches „Geburt ohne Gewalt", soll hier nicht eingegangen werden. Die Anwendung schmerzdämpfender (analgetischer) und Schmerzen vergessen machender (amnestischer) Medikamente ist jedoch kurz zu besprechen. Diese haben letzten Endes immer auch eine Wirkung auf das Nervensystem des Kindes; sie kann sich zum Beispiel in oft tagelanger Schläfrigkeit äußern und unter Umständen zu Stillproblemen auf seiten der Mutter wie des Kindes führen. Die Gefahr eines Milchversiegens infolge Beunruhigung der Mutter durch das Verhalten des Kindes ist nicht auszuschließen. Daher ist ein möglichst weitgehender Verzicht auf solche Medikamente nach dem Grundsatz „je weniger, desto besser" ratsam.

Der Übergang vom intrauterinen zum extrauterinen Leben (vom Leben im Mutterleib bis zum „Eintritt in die neue Welt") ist die entscheidendste Periode im Dasein des Menschen. Dies berechtigt zur sozialmedizinischen und gleichermaßen zur sozialpolitischen Forderung nach einem optimalen Geburtsverlauf im Sinne absoluter Chancengleichheit zumindest da, wo sie zweifellos realisierbar ist, nämlich im Kreißsaal. Sie darf in einer humanen Gesellschaft nicht an der Kosten- bzw. Personalfrage scheitern.

Das erstrebte Ziel liegt noch in weiter Ferne: Gefordert wird in erster Linie ein Wandel der klinischen Geburtshilfe im Kreißsaal, wo fortan eine Hebamme zur Verfügung stehen sollte, die sich nicht gleichzeitig um mehrere Gebärende zu kümmern hat, wo ein erfahrener Geburtshelfer während des ganzen Geburtsvorgangs bei jeder zu Entbindenden anwesend ist, wo eine „persönliche", ruhige und rundum freundliche Atmosphäre herrscht.

Objektiv betrachtet, ist eine Entbindung zu Hause ebenso gut möglich wie in einem „Krankenhaus". Aus vielerlei Gründen findet die **Hausgeburt** unter jungen Paaren neuerdings mehr und mehr Anhänger. Voraussetzung ist jedoch ein guter Geburtshelfer und eine erfahrene Hebamme, die weiß, was für den Fall von Komplikationen vorzukehren ist.

Von ärztlicher Seite wird die Hausgeburt freilich überwiegend abgelehnt: Die ausschließliche Verlegung der Geburt in den klinischen Bereich habe eine enorme Verbesserung der ärztlichen Versorgung bei komplizierten Geburten gebracht. Es wird auf das minimale Infektionsrisiko hingewiesen und auf die optimale Anzahl therapeutischer Mittel, die in jeder Situation zur Verfügung stehen. Des weiteren verfüge ein Krankenhaus für den Fall eines notwendigen operativen Eingriffes jederzeit über ein geschultes Team, über Blutkonserven usw.

Und doch ist die Sehnsucht berechtigt, das für Mutter und Kind intimste Erlebnis, nämlich die Geburt, der unpersönlichen Atmosphäre eines Spitals zu entziehen. Mit den heute zur Verfügung stehenden Kommunikationsmitteln ist eine Hausgeburt, wie sich in den letzten Jahren auch bei uns gezeigt hat, kein gefährliches Unterfangen. Wenn auch nur im entferntesten das Risiko einer Komplikation besteht – eine solche läßt sich im allgemeinen gut voraussehen –, kommt die Hausgeburt natürlich ohnehin nicht in Frage. Bei der Entscheidung zugunsten einer Hausgeburt wird heute sehr gewissenhaft vorgegangen. Unzulänglichkeiten kann es leider immer und überall geben, auch in Geburtsabteilungen. Heute birgt die Entscheidung für den einen oder für den anderen „Ort der Entbindung" unter normalen Umständen kein „Wagnis" in sich.

Natürlich läßt sich die Atmosphäre in den eigenen vier Wänden mit jener einer Entbindungsanstalt nicht vergleichen. Wie die Erfahrung lehrt, geht die Geburt zu Hause schon deshalb rascher vor sich, weil die Gebärende durch die spürbare Zuwendung der ihr vertrauten Hebamme, vor allem aber auch ihres Mannes, entspannter ist. Es gibt weniger Dammrisse, „Schneiden" ist meist nicht nötig. Scham und Verkrampfungen, Angst und mangelndes Selbstbewußtsein, Auswirkungen des technisch-gewalttätigen Massenbetriebes in einer Gebärklinik, sind ausgeschaltet.

Doch trotz alledem werden aus verständlichen Gründen die meisten Frauen auch in Zukunft in die Entbindungsanstalten gehen. Die für eine Hausgeburt günstigen familiären Konstellationen, gepaart mit geeigneten Wohnverhältnissen, sind heutzutage fast nie gegeben. Und für viele Frauen bedeutet nach einer anstrengenden Schwangerschaft die „Spitalsentbindung", gefolgt von einer Periode relativer Ruhe und Erholung, in ihrer spezifischen Situation die bessere Lösung. Ihnen steht das Recht zu, selbst zu entscheiden, wo sie ihr Kind zur Welt bringen wollen. Es soll alles geschehen, was *vor* der Geburt den persönlichen Vorstellungen einer Frau und *nach* der Geburt den Bedürfnissen von Mutter und Kind gerecht wird.

Es gibt immer mehr Entbindungsanstalten, welche die Möglichkeit der sogenannten **ambulanten Geburt** als eine Lösung für die Zukunft vorbereiten. Voraussichtlich wird die Hausgeburt trotz gewisser Vorteile aus praktischen Gründen kaum entscheidend an Bedeutung gewinnen. Selbst in Holland, mit einem Anteil an Hausgeburten von 40%, besteht neuerdings ein Trend zur Klinikgeburt und zur ambulanten Entbindung. Daher könnte eine Umorganisation der Geburtsabteilungen zu „Tageskliniken", in denen die Gebärende nur zur Entbindung aufgenommen und *nach einigen Stunden* wieder nach Hause entlassen wird, für viele Frauen ideal sein. Für den in der Praxis tätigen Arzt könnte diese Einrichtung sogar ein neues Berufsbild schaffen.

Eine andere Art ambulanter Entbindung ist die **frühe Entlassung,** zum Beispiel zwei oder drei Tage nach der Geburt. Die anschließende Betreuung während der Neugeborenenperiode übernimmt sowohl bei der ambulanten Entbindung wie bei der Frühentlassung – genau wie bei der Hausgeburt – eine frei praktizierende Hebamme.

Dem Autor geht es keineswegs um die persönliche Empfehlung von Alternativen, sondern vielmehr um die Vorbereitung eines fachlich günstigen Diskussionsklimas zur Herbeiführung einer Wandlung der derzeitigen, als traditionelle Geburtshilfe bezeichneten Situation zu einer familienfreundlichen Geburtshilfe.

3. Der Vater bei der Geburt

Es ist heute unbestritten, daß es dem Vater gestattet sein sollte, bei der Entbindung seiner Frau zugegen zu sein. Die Zeit, in der die Geburt eine Angelegenheit zwischen Mutter, Hebamme und Arzt ist, sollte bald der Vergangenheit angehören. Unter bestimmten Umständen könnte auch eine andere vertraute Person an Stelle des Vaters zugelassen werden. Der schwedische Kinderarzt J. Lind hat als erster davon gesprochen, daß „eine **Familie** geboren" wird, wenn ein junges Ehepaar sein 1. Kind bekommt. Die Auswirkungen des gemeinsamen Erlebnisses, das bei der Mutter ein tiefes Gefühl von Geborgenheit und Verbundenheit auslöst, können nicht hoch genug eingeschätzt werden. Der Mann an der Seite seiner Frau, der zärtlich ihre Hände streichelt, ihr den Schweiß von der Stirne wischt, Informationen vom und zum Personal vermittelt, bei der Atemtechnik seinen Atem auf die Rhythmen seiner Frau einstellt, ist für die Gebärende eine große Hilfe. Zwei Menschen, die gemeinsam ein neues Leben zum Keimen gebracht haben, sollten auch im Augenblick der Geburt beisammen sein. Voraussetzung ist freilich, daß die Eltern auf dieses Erlebnis vorbereitet werden und daß die Anwesenheit des Vaters von beiden Partnern gewünscht wird.

Es gibt Frauen, die ihren Mann bei der Geburt nicht dabeihaben wollen, weil sie etwa glauben, auf seine Sensibilität Rücksicht nehmen zu müssen, bzw. die aus rein persönlichen Gründen lieber auf seine Präsenz verzichten. Und oft genug sind die Männer bei uns den an sie gestellten Anforderungen nicht gewachsen, während etwa in Finnland, aber auch in anderen Ländern die Anwesenheit des Vaters im Kreißsaal schon so gut wie selbstverständlich ist.

Es muß für jene Frauen, die in der Geburt eines Kindes einen Höhepunkt ihres Lebens sehen, immer schon bedauerlich gewesen sein, wenn der Vater des Kindes weder den Kreißsaal noch das Kinderzimmer betreten durfte, wie das auch heute noch mehrheitlich der Fall ist.

4. Rooming-in

Die **„Sofortgemeinschaft"**, wie Rooming-in neuerdings im Deutschen heißt, beginnt bereits im Kreißsaal. Sie wird durch die Unterbringung von Mutter und Kind im gleichen Zimmer auf der Wochenstation fortgesetzt. Rooming-in ist die beste, den mütterlichen und kindlichen Bedürfnissen gerecht werdende Form der Betreuung. Sie wird heute von der überwiegenden Zahl der Mütter gewünscht und ist derzeit, von Amerika kommend, auch in Mitteleuropa trotz räumlicher Schwierigkeiten in zunehmendem Maße möglich. Nicht nur der Vater, sondern auch größere Geschwister sollten Mutter und Kind besuchen dürfen, um möglichen Eifersuchtshaltungen dem Neugeborenen gegenüber vorzubeugen. Mütter, die Vergleiche mit dem hergebrachten „alten System" anstellen können, berichten, daß es bei Rooming-in keine Langeweile und Leere mehr gibt und der innige, ununterbrochene Kontakt mit dem Kind, aber auch die Hilfe des Vaters und der Besuch älterer

Geschwister ein familiäres Zusammengehörigkeitsgefühl entstehen lassen, das sie bei früheren Geburten nicht gekannt haben und sich auch nicht vorstellen konnten. Diese Zufriedenheit und die Erhaltung des seelischen Gleichgewichts in der immerhin nicht alltäglichen Situation einer Geburt tragen zweifellos dazu bei, daß eine sogenannte **Wochenbettdepression** (besser nach Molinski als „depressive Verstimmung" bezeichnet), eine Folge der äußerst labilen Stimmungslage nach der Geburt, im Rooming-in viel seltener auftritt. **Wochenbettpsychosen** sind schwerste Formen von Depressionen, die zwar an sich nicht gerade häufig auftreten, bei Rooming-in aber überhaupt kaum mehr entstehen. Bei diesen psychischen Alterationen sind die hormonelle Belastung und die Umstellung während der Entbindung wahrscheinlich die Hauptursachen.

Bisherige Erfahrungen haben gezeigt, daß Mütter bei Rooming-in lieber und besser stillen, weil unter diesen Gegebenheiten ein **Stillen nach Bedarf,** das sogenannte self-demand-feeding, optimal durchführbar ist (siehe Kapitel: Neuere Gesichtspunkte in der „Stillpraxis"). Darüber hinaus wurde festgestellt, daß diese Frauen nach der Entlassung aus der Entbindungsanstalt das Stillen länger fortsetzen konnten als Vergleichsmütter ohne Rooming-in-Erlebnis.

Das Ruhebedürfnis von Mutter und Kind wird auch bei **unbeschränkter Besuchszeit** nicht gestört, wenn Mutter und Vater die Besuche abstimmen und auch für Angehörige und Freunde, etwa mit Rücksicht auf die Zeit des Stillens, Regelungen getroffen werden. Grundsätzlich muß in jeder Beziehung auf die individuelle Situation der Mutter in flexibler Weise Rücksicht genommen werden.

Das selbständige Pflegen und Wickeln ihres Kindes wird von den meisten Müttern trotz körperlicher Mehrarbeit als Bereicherung empfunden. Es kann gelegentlich aber auch vom Vater durchgeführt werden. Die außerhalb des Rooming-in-Systems Müttern und Säuglingen auferlegten langen Trennungszeiten schränken den körperlich vermittelten Signalaustausch drastisch ein: Das Miterleben der noch kurzen Wachpausen, die Blickkontakte, das sich wiederholende Beobachten des langersehnten Kindes sowie die eigenständige Aufnahme intensiver Beziehungen von seiten des Neugeborenen zu seiner Umwelt fehlen. Besonders die Mutter ist es, der natürlicherweise schon in den ersten Wochen das größte Interesse gilt. Heute ist eindeutig geklärt, daß bereits Neugeborene zu „lernen" vermögen, freilich mit einer nur dieser Altersstufe eigenen „Strategie". Säuglinge lassen sich durch die mütterliche Stimme rasch beruhigen; bei Rooming-in-Kindern gibt es daher kaum

Schreiperioden. Einer Untersuchung zufolge schreien Kinder im traditionellen Kinderzimmer doppelt soviel wie in Rooming-in-Zimmern untergebrachte. Die Neugeborenen vermögen die eigene Mutter nach bestimmten Signalen von anderen Personen bereits nach wenigen Tagen exakt zu unterscheiden und sie sozusagen ihrer eigenen kleinen Persönlichkeit einzuverleiben. Sie können sehen und hören, sie tasten die Züge des menschlichen Gesichts ab, sie riechen ihre Mutter, und es gelingt ihnen, mit ihrem ausgeprägten Geruchssinn sogar die Milch der eigenen Mutter von fremder zu unterscheiden. Das mit ihren Sinnesorganen Wahrgenommene bzw. das Erlernte können sie in ihrem Gehirn „speichern".

In gewissen Ländern, wie zum Beispiel in Holland, wird das **totale Rooming-in** selbst in größeren Wochenbettzimmern von Ärzten, Schwestern und Eltern akzeptiert und komplikationslos praktiziert. Bei uns ist dagegen oft nur ein **Teil-Rooming-in** (partielles Rooming-in) üblich, d. h. die Kinder werden zwar für längere Zeit zur Mutter gebracht, zur Besuchszeit oder nachts werden sie jedoch aus dem Zimmer der Mutter wieder entfernt. Die Versorgung der Kinder wird dabei in der Regel voll und ganz im Kinderzimmer durchgeführt. Es ist nichts Außergewöhnliches, daß die Neugeborenen, statt liebevoll im Arm, in hiesigen Kliniken mit Einkaufswägelchen aus einem Supermarkt vom Zimmer der Mutter zum Kinderzimmer transportiert werden, und daß ihre Obsorge für den größten Teil des Tages den im Schichtdienst wechselnden Kinderschwestern überlassen bleibt. Eine Variante stellt das sogenannte Half-Rooming-in dar; dabei bleiben die Neugeborenen den ganzen Tag über im Zimmer ihrer Mütter und werden von diesen selbst versorgt, nur die Nacht (ca. sechs Stunden) verbringen sie im Kinderzimmer. Schreiende Kinder müssen selbstverständlich auch dort von den Schwestern beruhigt werden, aber es ist von größter Wichtigkeit, *wie* das geschieht. Hier sei ausnahmsweise über eine Situation berichtet, wie sie der Autor im Teil-Rooming-in bis zum heutigen Tag als übliches und entmutigendes Erlebnis beim unangemeldeten Betreten eines Neugeborenenzimmers empfindet und anprangern muß: Den Sauger der Flasche im Mund, manchmal am halb aus dem Mund geglittenen Schnuller nuckelnd, die Flasche selbst an die Bettwand gelehnt, wird das Kind ganz sich selbst überlassen, während die Kinderschwestern einer anderen Beschäftigung nachgehen. Dem Kind gegenüber ist eine solche Praxis eine *unglaubliche Rohheit* und muß objektiv gesehen als vollkommen mißglücktes Rooming-in bezeichnet werden.

Aufgrund solcher negativer Erfahrungen sollte man sich in

Zukunft für das echte, totale Rooming-in einsetzen. Nur dabei kann zudem die Mutter das Verhalten ihres Kindes zu jeder Tages- und Nachtzeit kennenlernen, und nur so kann das Kind volle Umsorgtheit und Geborgenheit empfinden, wodurch es auch erfahrungsgemäß viel weniger schreit. Auch angesichts des noch sehr unregelmäßigen Verlangens nach Nahrung ist ein intimes Stillklima von Vorteil und führt zu einem harmonischen Stillerlebnis. Ein Verstehen der nonverbalen kindlichen Signale kann sich nicht entwickeln, wenn die fundamentalen emotionalen Beziehungen pausenlos gestört werden, indem man das Kind von der Mutter immer wieder trennt, es immer wieder „weglegt".

Wo für die jungen Mütter das intensive, hilfreiche und persönliche Gespräch mit einer erfahrenen Schwester nicht gegeben ist, wo es Engpässe an (geschultem) Personal gibt, wo der Arzt noch nicht überzeugt mittut und im Rooming-in nur eine lästige, moderne Weltanschauung sieht, wo es somit zwischen Mutter, Arzt und Schwester noch nicht funktioniert, da sollte man auf Rooming-in besser vorderhand verzichten. Andernfalls erweist man weder der Mutter noch dem Rooming-in-System, dessen Ausbreitung so wünschenswert ist, einen guten Dienst. Und keinesfalls sollte man eine Frau, die sich trotz Besuchs eines Vorbereitungskurses erst nach der Geburt für oder gegen ein Rooming-in entscheiden möchte oder die von vornherein mit dieser relativ neuen Einrichtung nicht zurechtkommt, – auch nicht mit noch so subtilem Zwang – zu überrumpeln trachten.

Für Mütter ohne psychologische Führung während der Schwangerschaft, die ihre Ängste noch nicht beseitigen konnten und bezüglich Säuglingspflege und kindlichem Verhalten unerfahren sind, müßte es „offene Kinderzimmer" als Alternativlösung zum Rooming-in geben, wo sie Gelegenheit hätten, ihre Kinder zu bestimmten Tageszeiten zu versorgen.

II. DAS NEUGEBORENE

1. Geburtsgewicht und Wachstum

Das nach einer normalen Schwangerschaft geborene Kind hat ein Gewicht von durchschnittlich 3–3½ kg. Die Abweichungen von diesem Durchschnittsgewicht sind in der Praxis beträchtlich. Das Geburtsgewicht liegt zwischen 2500 g und 4500 g. Sicherlich spielt dabei die Zahl der Schwangerschaften, spielen morphologische bzw. genetische Unterschiede eine Rolle. Auch sind Knaben im Durchschnitt etwa 200 g schwerer als Mädchen; ererbte und konstitutionelle Momente machen sich geltend. Auch das Alter der Mutter kann von Einfluß sein.

Geburtsgewichte von 5–6 kg sind an sich nichts Krankhaftes, aber doch seltene Ausnahmen. Man spricht in solchen Fällen von Riesenkindern. Ein Geburtsgewicht von über 5 kg verursacht durch die abnorme Größe des Kindes gelegentlich Geburtsschwierigkeiten und somit Verletzungen. Diese Überentwicklung des Neugeborenen, die ohne gesundheitliche Störung des Kindes erfolgt, kommt bei Zuckerkrankheit der Mutter vor oder deutet auf ein späteres Auftreten einer solchen Krankheit bei der Mutter hin.

Von Frühgeborenen spricht man nach der internationalen Definition dann, wenn es sich um Lebendgeborene mit weniger als 2500 g Gewicht handelt, unabhängig davon, ob sie zu früh oder termingerecht geboren wurden. Es wurde also hier eine „künstliche" Gewichtsgrenze vereinbart, die für statistische Vergleiche notwendig ist. Es gibt ausgetragene Kinder, deren Geburtsgewicht unter 2500 g liegt, also kleine Kinder von grazilem Knochenbau; bei so niedrigem Geburtsgewicht haben wir es aber meist, wenn nicht mit einer Frühgeburt, so doch mit einer Folge intrauteriner Unterentwicklung zu tun, also mit einer als pathologisch zu wertenden Erscheinung. Wir bezeichnen ein solches Kind heute mit dem Fachausdruck „small-for-date".

Die nach der Geburt eintretende **Gewichtsabnahme** beträgt meist 7–8% des Geburtsgewichts, liegt also zwischen 200 g und 300 g, doch sind Abnahmen von 10% des Anfangsgewichts nicht als pathologisch zu werten. Der Gewichtsverlust kommt vor allem durch einen Wasserverlust zustande, bei dem die „unsichtbare Verdunstung" und die Abgabe von Harn und Darminhalt die Hauptrolle spielen. Natürlich ist auch der zur Zeit der Geburt keineswegs bei allen Kindern gleiche Wassergehalt des kindlichen Körpers bedeutsam: Es gibt Neugeborene, die ausgesprochen „saftig", andere, die „ausgetrocknet" aussehen. Selbstverständlich muß eine für die Erstgenannten noch als normal zu betrachtende Abnahme für letztere unter Umständen schon als abnorm stark beurteilt werden. Das Gewichtsminimum fällt meistens auf den 3. oder 4. Tag (mit möglichen Verschiebungen). Unter normalen Umständen wird das Geburtsgewicht nach etwa einer Woche wieder erreicht; es ist aber keineswegs alarmierend, wenn dies erst am Ende der 2. oder der 3. Woche der Fall sein sollte. Diese Feststellung ist deshalb wichtig, weil bei flachem Aufwärtsverlauf der Gewichtskurve bei einem Brustkind meist aus unbegründeter Besorgnis zugefüttert wird, was dann leider oft das Ende der Brusternährung bedeutet. Es besteht die Gefahr, daß das Kind wegen **Überfütterung** die Brust verweigert und sich sozusagen selbst abstillt. Ob die Gewichtskurve steiler oder flacher ansteigt, ist unwesentlich, sie muß aber in der Tendenz steigend verlaufen. Es spielt auch keine Rolle, wenn das Kind einmal einen Tag nicht zunimmt.

2. Die Haut des Neugeborenen

Nach der Geburt ist das Kind mit der **käsigen Schmiere** (Vernix caseosa) bedeckt; das ist eine grauweiße Auflagerung, welche die Eigenfarbe der Haut verdeckt. Sie kann sehr dünn und nur durch eine gewisse Schlüpfrigkeit erkennbar sein oder sie kann sogar nahezu ganz fehlen. Sie findet sich an allen Stellen des Körpers, am stärksten aber in der Nacken- und Kreuzgegend. Man nimmt an, daß sie die Haut des Fötus gegen die aufweichende (mazierende) Wirkung des Fruchtwassers schützen soll. Daß diese Schmiere noch nach der Geburt von Vorteil sein könnte, ist nicht anzunehmen, und es ist daher gegen ihre Entfernung durch das erste Bad nichts einzuwenden.

Die Haut des neugeborenen Kindes ist nach dem Abwaschen der käsigen Schmiere von zarter, samtiger Beschaffenheit sowie von rosiger, manchmal auffallend roter Farbe. Man spricht von **Neugeborenenrötung** (Erythem). Nach etwa 24 Stunden geht diese Rötung deutlich zurück, und die Haut nimmt eine normale Färbung an. Nun stellt sich nicht selten eine **zarte Schuppung** an einzelnen

Teilen oder am ganzen Körper ein, insbesondere bei Kindern, deren Hautoberfläche rauh und trocken ist (oft ein Zeichen von Übertragung). Es kann auch vorkommen, daß die oberste Hautschicht in großen Fetzen abgestoßen wird. An den Handgelenken und auf Brust und Bauch können querverlaufende (sogar leicht blutige) Sprünge auftreten.

Am Körper, besonders in der Rückengegend und an den Schultern, findet sich – bei Frühgeborenen stärker ausgeprägt – eine **Flaumbehaarung** (Lanugo), die bald wieder verlorengeht. **Hände und Füße** des neugeborenen Kindes sind mitunter etwas *bläulich* verfärbt und fühlen sich meist etwas *kühl* an. Es handelt sich um eine **unvollkommene Temperaturregelung** der vom Herzen am weitesten entfernten Körperteile und nicht etwa um eine Zirkulationsstörung. Die bläulichen Hände und Füße können ebenso wie bläuliche Lippen ganz sanft massiert werden. Die Kinder empfinden diese Massage sichtlich als ein angenehmes Streicheln; die bläulichblasse Verfärbung verschwindet wieder.

Dichtstehende, gelblichweiße Pünktchen, die sogenannten **Milien** (auch Neugeborenen-Mitesser genannt), die sich auf der Nase durch angesammeltes Talgdrüsensekret bilden, gehen im Laufe der ersten Lebenswochen vollständig zurück.

Als **blaue Geburtsflecken** – die ältere Bezeichnung „**Mongolenflecken**" ist aber noch gebräuchlich – bezeichnet man rundliche oder unregelmäßig begrenzte, schiefergrau oder bläulich schimmernde Flecken, in der Steißgegend oder auf den Gesäßbacken lokalisiert, seltener an anderen Körperstellen. Sie verschwinden nach Jahren vollkommen. Es handelt sich um erbliche Einschläge mongolischer oder anderer dunkelhäutiger Rassen (bei denen diese Flecken regelmäßig vorkommen) aus wahrscheinlich mehr als 1000 Jahre zurückliegenden Zeiten (Hunnenkriege). In Europa treten sie am häufigsten bei den Ungarn auf, aber gar nicht so selten auch bei Bewohnern anderer mitteleuropäischer Gegenden. Sie beruhen auf Pigmentanhäufungen in den tieferen Schichten der Haut.

Ebenfalls harmloser Natur, aber praktisch doch beachtenswert, weil unter Umständen in seltenen Fällen ein Eingreifen erforderlich wird, sind die **Blutgefäßgeschwülste oder Blutschwämme** (Angiome, Hämangiome). Es sind dies dunkelrote, scharf begrenzte, mehr oder weniger das Hautniveau überragende Gebilde verschiedener Größe. Ein solches Gebilde ist entweder angeboren oder tritt in den ersten Lebensmonaten auf. Es kann zum Beispiel aus einem zur Zeit der Geburt kaum stecknadelkopfgroßen Blutschwamm binnen kurzem ein haselnußgroßer Knoten entstehen.

Man hat bis vor nicht allzulanger Zeit aus Angst vor einem Weiterwachsen fast ausnahmslos die verschiedensten Behandlungsmethoden angewendet, von Bestrahlungen bis zu operativen Eingriffen. Heute weiß man aufgrund jahrelanger und zahlreicher Beobachtungen, daß die Blutschwämme zwar bis gegen Ende des 1. Lebensjahres eine gewisse Wachstumstendenz zeigen, sich dann aber bis etwa zum Schulalter (oder auch früher) in mehr als 80% der Fälle ganz oder weitgehend zurückbilden.

Andere angeborene Hautveränderungen werden hier wegen ihrer ausgesprochenen Seltenheit nicht beschrieben.

Es ist physiologisch gegeben, d. h. vollkommen normal, daß die **Vorhaut** beim Säugling sehr eng und mit der Eichel verklebt ist **(Phimose).** Sie läßt sich meist im ganzen 1. Lebensjahr nicht zurückschieben, sodaß die Eichel nicht zu sehen ist. Wenn man, etwa zum Reinigen, die Vorhaut vorsichtig mit zwei Fingern zurückstreift, ohne sie zu dehnen, kommt die Eichelspitze manchmal zum Vorschein. Die Vorhaut dehnt sich im Laufe des 1. und 2. Lebensjahres ganz allmählich von selbst. Das *vollkommene Zurückschieben* ohne Schmerzen ist oft erst zu Beginn der Pubertät möglich. Diese Entwicklung kann ruhig abgewartet werden. Durch wöchentliche oder sogar tägliche – schmerzhafte – Dehnungsversuche (die vollkommen unnötig sind), kann es zu kleinen, mit dem Auge kaum sichtbaren Einrissen der Vorhaut kommen und damit zur späteren Narbenbildung, d. h. zu einer wirklichen Vorhautverengung, einer Phimose, die durch das eben geschilderte Vorgehen entstanden ist. Unter Umständen wird in diesem Fall eine Operation unumgänglich, aber nicht *obwohl,* sondern *weil* man versucht hat, zu dehnen. Ein gewaltsames Zurückschieben der Vorhaut über die Eichel ist unbedingt zu unterlassen – auch im Bad! Grundsätzlich ist keinerlei Behandlung der Vorhaut im Säuglingsalter notwendig.

Eine **Schwellung der Brustdrüsen** des Neugeborenen ist häufig, sie kann als Schwangerschaftsreaktion gedeutet werden. Das zunächst hanfkorn- bis erbsengroße, tastbare Knötchen der Brustdrüse kann sich vergrößern und bis zu einer individuell sehr verschieden starken Schwellung anwachsen, aus der ab dem zweiten Lebenstag bei leichtem Druck eine milchige Flüssigkeit abgesondert wird („Hexenmilch"). Es handelt sich offenbar um die Mitbeteiligung des kindlichen Organismus an einem bei der Mutter sich vollziehenden Prozeß. Die sich meist hart anfühlenden Brüstchen, die Walnußgröße erreichen können, verursachen dem Neugeborenen offensichtlich keine Beschwerden. Man kann sie aber, um sie zu schützen, mit Watte abdecken. Sie entwickeln sich übrigens bei beiden Geschlechtern. Nur wenn man an dieser Anschwellung herumdrückt, besteht eine Entzündungsgefahr. Die Brustdrüsenschwellung bildet sich nach Tagen oder Wochen von selbst zurück.

Unter den **Hautmalen** sei als häufigstes zunächst das **blasse Feuermal** erwähnt, da es ungemein oft auftritt. Man erschrecke nicht bei dem Ausdruck „Feuermal", denn vom „echten", bleibenden Feuermal unterscheidet sich das „blasse" Feuermal, im Volksmund Storchenbiß genannt, durch seine Harmlosigkeit. Es handelt sich um Erweiterungen von kleinsten Hautblutgefäßen. Sie finden sich, wie gesagt, häufig beim Neugeborenen in Gestalt eines von der Nasenwurzel gegen die Haargrenze ziehenden, blaßroten, fleckigen Keils sowie ähnlicher unregelmäßiger Flecken in der Nackengegend, und zwar in der Mittellinie an der Haargrenze, manchmal auch an den oberen Augenlidern. Sie bilden sich so gut wie immer im Laufe der ersten Lebensjahre zurück; nur die im Nacken lokalisierten bleiben manchmal bestehen. Man könnte sie bei vielen Menschen unter dem Haarwuchs entdecken. Die „Storchenbisse" sind in keiner Weise störend, jegliche Behandlung ist überflüssig.

Die großen, **echten, bleibenden Feuermale** haben hingegen eine tiefrote bis blaurote Farbe und sind sehr selten. Wegen ihrer Großflächigkeit sind sie kosmetisch von Bedeutung und können Teilsymptome eines Krankheitsbildes sein, zu dem auch Gefäßmißbildungen im Schädel und in anderen Körperteilen gehören.

3. Geburtsgeschwulst und Konfiguration des Kopfes

Was dem Kind am Tage seiner Geburt sein absonderliches, charakteristisches Aussehen verleiht, sind die mechanischen Folgen der Geburt. Am augenfälligsten ist die **Geburtsgeschwulst.** Sie ist das Ergebnis der während der Wehentätigkeit durch den Muttermund bewirkten Umschnürung, die dem Rückfluß von Blut und Lymphe aus dem „vorliegenden" Kindesteil (in 96% der Kopf) ein Hindernis entgegensetzt; hinzu kommt die Druckdifferenz zwischen dem Inneren der Gebärmutter und der Außenwelt. Die gestaute Gewebsflüssigkeit verteilt sich nach der Geburt rasch, und im Verlaufe der ersten 24 Stunden bildet sich die Geburtsgeschwulst erheblich zurück. Sie ist in der Regel nach zwei Tagen verschwunden. Bei der häufigsten Kindeslage, der Hinterhauptslage, fällt die Geburtsgeschwulst (in diesem Fall Kopfgeschwulst genannt) im Bereich des behaarten Kopfes nicht besonders auf. Entstellend sind hingegen die Schwellung und Verfärbung bei Gesichts- oder Stirnlage, doch verlieren sich auch diese Erscheinungen bald; dasselbe gilt für die

Schwellung und Verfärbung des Genitales bzw. des Gesäßes bei Beckenendlagen (Steißlagen). Als solche bezeichnen wir alle Lagen, bei denen Steiß oder Fuß vorangehen, was bei etwa 3,5% aller Entbindungen der Fall ist.

Da also jede Wehe eine vorübergehende Zirkulationsbehinderung bewirkt, kommt es auch leicht zu kleinen Gefäßrissen. Innerhalb gewisser Grenzen findet man bei ganz normalem Geburtsverlauf dementsprechend in der Gesichtshaut des Kindes kleinste punktförmige Blutungen und bläuliche Flecken. Besonders häufig sind sichelförmig *die Hornhaut umrahmende Blutungen* in der Bindehaut des Auges. Diese und die erwähnten roten Punkte und bläulichen Flecken sind nur wenige Tage sichtbar.

Eine natürliche Geburtsfolge ist die bei Schädellagen eintretende mehr oder weniger starke Verschiebung der Schädelknochen und die daraus resultierende sogenannte **Konfiguration des Kopfes,** das heißt seiner äußeren Form. Sie entsteht durch den Druck im weichen, aber engen Geburtskanal. Der kleine, jedoch noch nicht so gefestigte Schädel eines Frühgeborenen deformiert sich dabei leichter. Durch die dem „vorliegenden" Teil aufgesetzte Geburtsgeschwulst kommen manchmal ganz abenteuerlich aussehende Deformierungen zustande. Wie die Geburtsgeschwulst bilden sich auch alle diese Gestaltveränderungen zum großen Teil noch im Laufe der ersten Lebenstage erheblich zurück und verschwinden bald ganz.

4. Fußstellungen (siehe auch III/5)

Das neugeborene Kind zeigt die Tendenz, die im Mutterleib eingenommene Haltung zunächst beizubehalten; hier sei besonders auf die **Spreizbeugehaltung der unteren Extremitäten** hingewiesen, auf die bei der Besprechung der Hüftgelenke eigens eingegangen werden soll (siehe Kapitel: Die Körperlage des Säuglings).

Die meist leichte, aber gar nicht so selten stärker ausgeprägte Einwärtsstellung der Füße wird als **Klumpfußstellung** bezeichnet. Beim **Hakenfuß** ist der Fuß nach oben geschlagen und die Ferse dabei meist deutlich nach außen gedreht. Beide Bezeichnungen sind nicht sehr glücklich gewählt, da sie die Eltern oft unnötigerweise beunruhigen. Sie lassen diese ohne Grund die Unumgänglichkeit einer orthopädischen Behandlung befürchten. Auch die **Einwärtskrümmung der Unterschenkel,** die praktisch alle Säuglinge aufweisen, muß erwähnt werden. Die hier unvollständig aufgezählten Eigentümlichkeiten der Körperhaltung behält der Säugling einige

Monate bei und setzt Ausgleichsversuchen einen gewissen, mit der Zeit abnehmenden Widerstand entgegen. Sie verschwinden erst dann vollständig, wenn die entsprechenden motorischen Funktionen in Gang gekommen sind, also im 2. oder 3. Halbjahr, O-Beine oft noch später. Durch korrigierendes Massieren können sich die obenerwähnten Fußstellungen unter Umständen schneller „normalisieren". Es sei noch betont, daß die Meinung, dem Hakenfuß komme für die spätere Entstehung des Plattfußes große Bedeutung zu, nicht richtig ist. Auf diesem Gebiet muß vom Kinderarzt, der die Entwicklung normaler, also gesunder Kinder in genügender Zahl beobachten kann, vieles abgeklärt werden. Orthopäden sollten nur die Behandlung von Leiden, die eindeutig ihrem Fachgebiet zuzuordnen sind, übernehmen, wie z. B. die echten Klumpfüße.

5. Der Nabel

Der nach der Geburt am Körper des Kindes belassene **Nabelstrangrest** (Nabelschnurrest) wird natürlich als frische Wunde aseptisch versorgt. Es genügt, wenn er mit sterilen Gazetupfern umhüllt wird. Einen Nabelverband anzulegen hat sich als überflüssig erwiesen, da die sauberen Windeln gut abdecken. Der Nabelstrangrest verliert im Verlauf der ersten Tage seine sulzige Beschaffenheit und „mumifiziert", d. h. er trocknet aus. Sobald dies geschehen ist, fällt er ab, meist noch in der 1. Woche nach der Geburt, manchmal aber auch erst viel später. Ein relativ später Abfall ist bedeutungslos.

Die nach Abfall des Nabelschnurrestes zurückbleibende Wunde ist meist klein, so daß sie bei Behandlung mit austrocknendem Wundpuder (das kein Sulfonamid oder Antibiotikum enthalten soll) binnen weniger Tage abheilt. Bleibt jedoch bei breit aufsitzender Nabelschnur eine größere Wundfläche zurück, so können sich Granulationen (rote, höckerige, stark nässende Wucherungen) bilden, die entfernt werden müssen. Man verätzt sie mit Lapisstift. Das früher sehr häufig vorkommende **„Nabelschwämmchen"**, eine gestielte Form des Nabelgranuloms, wird mit einem sterilen Seidenfaden abgebunden; es fällt, wenn nicht schon beim Zusammenziehen der Fadenschlinge, spätestens innerhalb von ein bis zwei Tagen ab. Seit dem Weglassen der Nabelbinde scheinen die Nabelgranulome seltener geworden zu sein.

Für die Pflegeperson ist in der Praxis eigentlich nur die folgende Situation wichtig: Zeigt sich eines Tages auf der Haut neben dem Nabel eine blutige Kruste, ist dies kein Grund zu Besorgnis. Es handelt sich in diesem Fall um einen Blutstropfen aus dem Nabelgrund, der an die Oberfläche gesickert ist. Man wischt die Blutkruste sanft mit einem in Öl getränkten Wattebausch oder Tupfer durch leichtes Reiben weg und wiederholt diese Prozedur nötigenfalls.

Der **Nabelringbruch,** gewöhnlich kurz, aber nicht ganz korrekt als **Nabelbruch** bezeichnet, entsteht meist erst nach Abheilung der Nabelwunde, wenn sich der unter der Bauchdecke befindliche Nabelring nicht genügend verengt bzw. nicht geschlossen hat. Man kann diesen Nabelring – natürlich nur bei abgeheiltem Nabel – durch Druck mit der Fingerkuppe tasten. Der Nabelbruch manifestiert sich durch eine kleine, bohnen- bis nußgroße Vorwölbung der Haut im Nabelbereich und hat Netz oder Darmwand zum Inhalt; das ganze Gebilde läßt sich, wenn das Kind nicht gerade schreit, leicht in die Bauchhöhle zurückdrängen, wobei gelegentlich ein deutliches Quatschen wahrzunehmen ist. Der Nabelbruch ist eine in der Regel harmlose Erscheinung. Es kommt so gut wie nie zur Einklemmung. Obwohl man kleinere Brüche sicherlich unbehandelt lassen könnte, will man einem eventuellen Auswachsen, unter Umständen bis zu Apfelgröße, durch Hineindrücken des Bruchs vorsorglich entgegenwirken. Um ein neuerliches Herausrutschen des Bruchinhalts zu vermeiden, empfehlen wir zur endgültigen „Heilung" folgendes Vorgehen: Man klebt zwei 2½ cm breite Leukoplaststreifen dachziegelartig über eine in der Mittellinie des Bauches und damit über dem Bruch gebildete Falte. Wichtig ist, daß der Pflasterverband, sobald er sich lockert, was gewöhnlich nach 10–14 Tagen der Fall ist, immer wieder erneuert wird. Wird die Haut durch das Pflaster gereizt, muß eine eintägige Pause eingeschoben werden. Die meisten Nabelbrüche bilden sich binnen einiger Wochen oder Monate zurück, sodaß sich ein operatives Eingreifen nur ganz selten als notwendig erweist.

Oft wird bei Auftreten eines sogenannten **Hautnabels** irrtümlicherweise ein Nabelbruch oder auch eine „schlechte Abnabelung" vermutet. Um einen Hautnabel handelt es sich dann, wenn durch Übergreifen der Haut auf den basalen Anteil des Nabelstranges ein kleines Hautanhängsel entsteht, das aber mit der Zeit einzuschrumpfen pflegt bzw. sich beim Wachsen des Bauchumfanges verstreicht. Hier ist natürlich nichts zu „behandeln".

6. Die Atmung

Die Atemfrequenz ist beim neugeborenen Kind und auch über die Neugeborenenperiode hinaus wesentlich höher als beim älteren Kind; 40 bis 45 Atemzüge in der Minute sind durchaus nicht krankhaft. Manche Kinder atmen langsamer, andere wiederum schneller. Auch wechselt die Zahl der Atemzüge bei ein und demselben Kind oft innerhalb einer Minute. Eine gewisse Schreiintensität am allerersten Lebensbeginn löst tiefe Atemzüge aus und trägt zur Entfaltung der bis zur Geburt vollkommen luftleeren Lungen wesentlich bei. Sie hat somit eine spezifische Bedeutung. Um ein Mißverständnis auszuschließen, muß hier erwähnt werden, daß dagegen die grundsätzliche Empfehlung, einen Säugling unbeachtet schreien zu lassen, weil dies die Lunge kräftige und gesund sei, blanker Unsinn ist!

Ein pfeifendes Atemgeräusch, ein sogenannter angeborener **Stridor,** der gar nicht so selten zu hören ist, kommt gelegentlich schon bei Neugeborenen vor und ist keine Krankheit, sondern ein Symptom, das verschiedene Ursachen haben kann. Im allgemeinen ist diese Erscheinung von keinerlei Behinderung der Atmung begleitet. Der typische Ton des Stridors ist schwer zu beschreiben. Man vergleicht das Stridorgeräusch gern mit dem Glucken einer Henne, und der volkstümliche Ausdruck dafür ist tatsächlich „Hahnenkrähen". Der Zustand ist durchaus nicht beängstigend. Das Geräusch ist mitunter sehr laut und frappant; in vielen Fällen verschwindet es gelegentlich beim Schreien und bei Erregung und ist beim schlafenden Kind besonders gut vernehmbar. In anderen Fällen verhält es sich gerade umgekehrt: Das Geräusch ist beim Schreien gut hörbar und verliert sich dagegen im Schlaf, sodaß man dann von „Schreistridor" spricht. Der Stridor ist also nicht konstant wahrzunehmen, sondern läßt stundenweise ganz nach. Zuweilen fällt er schon deutlich am 1. Lebenstag auf und dauert Wochen bis Monate. Die Eltern können mit dem definitiven Verschwinden des Stridors an der Wende vom 1. zum 2. Lebensjahr rechnen. Eine Behandlung gibt es nicht und ist nicht notwendig. Auch ist die Angst vor einer besonderen Anfälligkeit der Stridorkinder für Erkrankungen der Atmungsorgane unbegründet. Bereits ein gelegentliches geräuschvolles Atmen des Kindes, man nennt es auch „Schniefen" oder „Schnarcheln", beunruhigt zuweilen die Eltern. Dieses „Schniefen" ist aber als ganz alltäglich und daher als völlig unbedeutend zu bewerten.

7. Leistenbruch

Der **Leistenbruch,** der nur in ca. 15% beidseitig auftritt, verursacht eine Vorwölbung in der sogenannten Leistengegend. Er ist nicht selten und bei Knaben viel häufiger zu beobachten als bei Mädchen.

Meist wird er erst einige Zeit nach der Geburt (von den Eltern) festgestellt. Die Vorwölbung kann zeitweilig ganz verschwinden, zeigt sich aber dann plötzlich wieder, je nachdem, ob das Kind entspannt ist oder sich aus irgendeinem Grunde anstrengt, zum Beispiel beim Schreien. Der Leistenbruch kommt durch einen noch im Mutterleib nicht vollkommen gelungenen Abschluß des Bauchraumes zustande; es bleibt sozusagen eine Verbindung durch den Leistenring – in manchen Fällen bis zum Hodensack bzw. zur großen Schamlippe – bestehen. Die Vorwölbung enthält Darmschlingen, die, wie gesagt, bisweilen bis in den Hodensack (**Hodenbruch**) gelangen. Da immerhin die Gefahr einer Einklemmung besteht, ist es angezeigt, einen Verband anzulegen, der das Vortreten des Bruches verhindert. Durch leichten Druck mit den Fingern läßt sich die Vorwölbung meist unschwer in den Bauch zurückbringen. Die Eingeweideschlingen schlüpfen also in der Bruchöffnung hin und her und können dadurch zurückgeschoben werden. In der Badewanne gelingt dies leichter. Der Bruchverband besteht aus einem gewöhnlichen, kreisförmigen, weißen Wollsträhn, in den man einen Knoten knüpft, der auf die durch das Zurückdrängen leer gemachte Bruchstelle zu liegen kommt. Dieser Wollbruchverband muß beim Baden nicht entfernt werden; man erneuert ihn, wenn er beschmutzt ist. Bei kleineren Brüchen kann sich unter diesem Verband nach einigen Wochen oder Monaten die Bruchpforte schließen. (Die Bezeichnung „Bruch" ist etwas irreführend, da in Wirklichkeit nichts gebrochen ist.) Solange sich ein Säugling mit einem Leistenbruch normal verhält, ist kein operatives Eingreifen erforderlich. Erst wenn gegen Ende des 1. Lebensjahres keine Selbstheilung eingetreten ist, hat der Bruchverband keinen Zweck mehr. Dann wird die Operation notwendig.

Von **Leistenhoden** bzw. **Bauchhoden** spricht man bei inkompletter Herabwanderung des Hodens. Beim Leistenhoden ist der Hoden in der Leistengegend zu tasten. Hat der Hoden aber nicht einmal den Leistenkanal passiert, so spricht man vom Bauchhoden (Kryptorchismus). Sowohl beim Leisten- wie auch beim Bauchhoden besteht die Möglichkeit, daß er im Laufe der frühen Kindheit von selbst herabwandert. Ist der Leistenhoden beweglich, d. h. läßt er sich mit den Fingern sanft bis gegen den Grund des Hodensackes herabbringen, so kann man mit größter Wahrscheinlichkeit annehmen, daß mit der Zeit eine Spontankorrektur eintreten wird und es zu keiner Operation kommen muß. Besteht aber die Gefahr einer Hodenschädigung durch Druck im Leistenkanal, so darf dagegen mit der Operation nicht zu lange gewartet werden.

Einem Hodenbruch sehr ähnlich ist der **Wasserbruch** (Hydrokele). Es ist dies eine Ansammlung wäßriger Flüssigkeit in den Hüllen des Hodens bzw. des Samenstranges. Der Hoden scheint in diesen Fällen beträchtlich vergrößert, ist es aber in Wirklichkeit nicht. Nach Sicherung der Diagnose, die wegen der Möglichkeit einer Verwechslung mit einem Leistenbruch nicht immer leicht ist, kann man sich vorerst abwartend verhalten. Im allgemeinen bildet sich die Anschwellung von selbst zurück, sodaß sich eine Behandlung meist erübrigt.

In der Therapie des Leisten- bzw. Bauchhodens sind in den letzten Jahren viele neue Methoden entwickelt worden. Obwohl eine Operation völlig gefahrlos ist, wird gegebenenfalls vor einem solchen Eingriff versucht, eine Heilung durch Hormonbehandlung herbeizuführen.

8. Gelbsucht

Bei allen Neugeborenen findet man eine Vermehrung des Gallenfarbstoffs im Blut (Bilirubinämie), die sich meist als sogenannte **Gelbsucht des Neugeborenen** (Neugeborenenikterus) äußert, die verschieden intensiv auftritt.

Jahrzehntelange Forschungen über das Wesen und die Ursache dieser Gelbsucht haben zu dem Ergebnis geführt, daß es sich bei dieser Erscheinung im allgemeinen um eine Folge des Übergangs vom Leben im Mutterleib in die Außenwelt, also um eine Anpassungserscheinung, handelt. Das charakteristische gelbe Aussehen der Haut und der Schleimhäute (Augen) macht sich am 2. oder 3. Tag bemerkbar und verschwindet langsam gegen Ende der 1. Woche. Diese Gelbsucht beruht auf dem Übertritt von Gallenfarbstoff aus dem Blut in die Gewebsflüssigkeit; sie ist normal und schadet dem Neugeborenen in keiner Weise. Wenn wir die Gelbsucht des Neugeborenen auch nicht als Krankheit zu betrachten haben, so ist doch nicht zu leugnen, daß Kinder, die verstärkt gelb sind, sich oft schläfrig und saugfaul zeigen. Auch wenn die Haut manchmal nicht gelb erscheint, ist zumindest im Blut gelber Farbstoff vermehrt vorhanden, und wir sprechen dann von **Blutikterus.** Die Zahlen über die Häufigkeit der Neugeborenengelbsucht schwanken in den Lehrbüchern sehr, nämlich zwischen 20% und 80%.

Wenn oben die Neugeborenengelbsucht als normale Anpassungserscheinung dargestellt wurde, so muß doch darauf hingewiesen werden, daß es auch krankhafte Formen der Anpassung gibt; wir sprechen dann von Anpassungsstörungen. Wenn nämlich die Gelbsucht des Neugeborenen schon in den ersten 24 Lebensstunden deutlich ausgeprägt ist, handelt es sich in praktisch allen Fällen um eine krankhafte Form des Neugeborenenikterus, um einen **Ikterus gravis** (wörtlich übersetzt: „schwere Gelbsucht").

Die Forschung der letzten Jahre hat ergeben, daß bei den Müttern der an „schwerer Gelbsucht" erkrankten Kinder ein im Blut der meisten Menschen (80%) vorhandener Faktor – der **„Rhesusfaktor"** – fehlt, während er im Blut des Kindes, vom Vater vererbt, vorhanden ist. Überträgt die rhesuspositive Frucht ihre Eigenschaft auf die rhesusnegative Mutter, so kann es in deren Blut zur Bildung eines Gegenstoffes – eines Antikörpers – kommen. Wenn diese Antikörper noch im Mutterleib auf das Kind übergehen, führen sie in dessen Blut zu einer Zerstörung von roten Blutkörperchen. Der aus den zerstörten Blutkörperchen austretende Farbstoff verursacht die „schwere Gelbsucht".

Heute ist die Behandlung eines an „Ikterus gravis" erkrankten Kindes einfach. Es wird ihm durch Aderlaß ein großer Teil des „schlechten" Blutes entnommen und dieses durch Transfusion von rhesuspositivem Normalblut ersetzt (sogenannte Blutaustauschtransfusion).

Eine ähnlich „schwere Gelbsucht" kann auch durch gewisse *Unverträglichkeiten im sogenannten A-B-0-Blutgruppensystem* entstehen. Die Behandlung ist die gleiche wie im Falle der Blutgruppenunverträglichkeit von Mutter und Kind im Rhesussystem.

Wenn wir auch an der scharfen Trennung zwischen dem „schweren Ikterus" und dem „gewöhnlichen Ikterus" als eine physiologische Besonderheit der Neugeborenenperiode festhalten müssen, so lassen sich die beiden Formen, was den Vorgang betrifft, nicht deutlich abgrenzen.

Die Ursache für die Entstehung der beiden Gelbsuchtsformen ist nämlich zum Teil die gleiche: Sie liegt einerseits im Blut, anderseits in der Leber. Wenn daher bei der normalen Gelbsucht das Bilirubin im Serum ohne jede Blutunverträglichkeit eine gewisse Höhe erreicht, die man genau bemessen kann, wird auch in solchen Fällen eine Blutaustauschtransfusion vorgenommen. Die Durchführung einer solchen ist heute so gut wie problemlos. Die Neugeborenen vertragen sie gut; sie verursacht keine Schmerzen. Die Gefahr eines sogenannten **Kernikterus,** einer Gehirnschädigung, die durch die Toxizität (Giftigkeit) des zu hohen Gehaltes des Blutes an Bilirubin (Hyperbilirubinämie) früher zustande kam, kann heute als gebannt betrachtet werden. Der Kernikterus führt zu einer Zerstörung von Nervenzellen in der Hirnrinde, aber auch im verlängerten Rückenmark und in der grauen Substanz des Rückenmarks.

Auch die *Gefahr der Sensibilisierung einer rhesusnegativen Schwangeren* durch rhesuspositive rote Blutkörperchen aus einer vorangegangenen Geburt kann heute durch die Injektion von Rhesusantikörpern unmittelbar nach der Geburt des Kindes oder nach einem Abort ausgeschaltet werden. Das wirksame Immungammaglobulin zerstört sofort alle rhesuspositiven roten Blutkörperchen und verhindert so die Sensibilisierung. Die Kontrolle aller Frauen während der Schwangerschaft hinsichtlich des Auftretens regelwidriger Antikörper ist heute eine unabdingbare Forderung.

Bei mittelschweren Formen der Gelbsucht macht man heute erfolgreich von der sogenannten **Phototherapie** Gebrauch, nachdem man beobachtet hat, daß gelbe Kinder, die bei Sonnenschein in Fensternähe liegen, ihre Gelbsucht schneller verlieren. Es werden Bestrahlungslampen mit blauweißem Licht mit einer Wellenlänge ähnlich dem Tageslicht über dem Kind angebracht. Die Kinder liegen nackt unter der Lampe; sie fühlen sich unter der Lichteinwirkung wohl. Der Farbstoffspiegel im Blut wird in gewissen Abständen gemessen. Sinkt er nach Erreichen des Höhepunktes wieder ab, wird das Kind aus dem Strahlenbereich entfernt. Auf diese Weise kann möglicherweise eine ansonsten notwendige Austauschtransfusion vermieden werden. Durch die Strahleneinwirkung wird bei diesem Verfahren das Bilirubin in unschädliche chemische Bestandteile zerlegt, die der Körper ohne Schwierigkeiten ausscheidet.

9. Durstfieber
(Transitorisches, das ist vorübergehendes Fieber)

Im allgemeinen wird unmittelbar nach der Geburt die Körpertemperatur des gesunden Neugeborenen nicht gemessen. In den ersten Lebensstunden ist eine Temperaturbestimmung sicher überflüssig. Wir wissen aber, daß die Körpertemperatur unmittelbar nach der Geburt meist höher ist als normal, nämlich um 38°. Sie sinkt jedoch innerhalb der ersten Lebensstunden um 1 bis 3° ab. Wie aus dieser weiten Spanne ersichtlich ist, kann es somit auch unter normalen Verhältnissen gelegentlich zu Untertemperaturen kommen. Besonders bei Frühgeborenen fällt die Temperatur zuweilen unter 30°, was für stark Untergewichtige unter Umständen eine große Gefahr bedeutet. Es müssen hier entsprechende Maßnahmen ergriffen werden.

Wenn in der Zeit zwischen dem 2. und dem 3. Lebenstag, meist zusammenfallend mit dem Gewichtsminimum, Steigerungen der Temperatur – oft über 39° – auftreten, ist dies ein Zeichen dafür, daß das Kind seine Körpertemperatur noch nicht vollkommen regulieren kann: Seine Temperaturen sind schwankend, noch nicht im Gleichgewicht. Wir sagen, das Kind ist noch „thermolabil". Dieser Zustand kann beim reifen Kind ein bis zwei Wochen dauern, ehe es sich den Verhältnissen der Außenwelt angepaßt hat, d. h. bis es „thermostabil" (beständig) geworden ist. Solche hohen Temperaturen rühren jedenfalls nicht, wie oft angenommen wurde, von einer Infektion her, sondern stehen am ehesten mit dem Wasserverlust nach der Geburt und Stoffzerfall in Wechselbeziehung. Das häufige Zusammentreffen dieser Fieberzustände mit abnorm hohen Austrocknungserscheinungen hat dazu geführt, sie einfach als Durstfieber zu bezeichnen. Das ist aber insofern nicht ganz richtig, als der eintretende Gewichtsverlust nicht so sehr eine Frage von zu geringer **Flüssigkeitszufuhr** als vielmehr zu weit gehender **Flüssigkeitsabgabe** ist. Es gibt übrigens sehr ausgetrocknete Kinder ohne Fieber und anderseits fiebernde ohne übermäßige Austrocknung. In der Praxis gilt es jedenfalls, solchen Kindern reichlich Wasser zuzuführen. Im Hinblick auf die meist bestehende Anhäufung von Aceton im Blut (Acetonämie) muß auch Zucker beigegeben werden. Die Temperatur kehrt nach Behebung der Austrocknung bald zur Norm zurück.

Hinsichtlich der Thermolabilität darf in den ersten Lebenstagen nicht zuviel des Guten getan werden, indem man das Kind überwärmt. Ein reifes Neugeborenes muß jedenfalls nicht wärmer gehalten werden als ein älterer Säugling. Es wäre ganz verkehrt, wenn man ein Kind aus Angst vor Unterkühlung oder „Erkältung" fünf bis sechs Wochen nicht ins Freie brächte. In der warmen Jahreszeit kann man es ohne Bedenken schon in den ersten Lebenstagen an die frische Luft führen. In der kalten Jahreszeit stelle man ein Neugeborenes in ein nicht überheiztes Zimmer oder zum offenen Fenster. Praktisch bedarf es also für die erste Ausfahrt keiner Wartefrist, wie man in unserer sonst so aufgeklärten Zeit immer noch meint. Die kühle Luft fördert beim Atmen die Entfaltung der Lungen. Der Aufenthalt eines neugeborenen Kindes in einem nicht gelüfteten, überwärmten Zimmer ist schlecht.

10. Kindspech

Der **Stuhl des Neugeborenen (Kindspech oder Mekonium)** ändert sein Aussehen von Tag zu Tag. Er entspricht dem Darminhalt, der sich im Laufe der letzten Fetalmonate angesammelt hat. Dementsprechend sind in ihm Absonderungen und Abschilferungen des Verdauungsschlauches, Schleim, Gallenbestandteile, Zellmassen und Detritus, das sind Überreste zerfallener Zellen und Gewebe, enthalten. Der ersten Entleerung sieht man gelegentlich ein Schleimgebilde von grauweißer Färbung aufsitzen, den sogenannten Mekoniumpfropf. Er besteht aus dem Sekret der alleruntersten Darmabschnitte und wird nur deshalb manchmal nicht bemerkt, weil die allererste Entleerung meist während oder unmittelbar nach der Geburt erfolgt und nicht weiter beachtet wird. Die Farbe des Mekoniums ist anfangs grünlichschwarz, später schwarzbraun, die zuletzt austretenden Portionen können eine relativ lichtbraune Farbe haben. Das normale Mekonium ist vollkommen geruchlos. Blutspuren im Mekonium stammen vom Kind, sie sind so häufig (60%), daß sie nicht als krankhaft aufgefaßt werden müssen. Unter normalen Umständen beginnen erst die am 2. oder 3. Tag entleerten Darminhalte zu riechen, besonders wenn das Kind schon nennenswerte Milchmengen zu sich genommen hat.

11. Harn und Harnentleerung

Harnmenge und Häufigkeit der Harnentleerungen sind natürlich durch die aufgenommene Flüssigkeitsmenge bedingt. Entsprechend der spärlichen Flüssigkeitsaufnahme in den ersten Tagen, ist die Harnausscheidung minimal. Der erste, kurz nach der Geburt gelassene Harn ist klar und so gut wie farblos. Dieses Aussehen verändert sich im Laufe der folgenden drei bis vier Tage ganz wesentlich. Der Harn, konzentrierter, d. h. wasserärmer, wird von Tag zu Tag zusehends gelber. Zur Zeit des Gewichtsminimums ähnelt er einem Fieberharn, der sich beim Erkalten trübt. Diese Trübung rührt daher, daß die konzentrierten (im warmen Harn gelösten) Salze beim Abkühlen einen gelbroten Niederschlag bilden. In den trockenen Windeln erscheint dieser als ziegelmehlähnliches, rötliches Pulver, in den nassen Windeln könnte er mit einer leichten, hellroten Blutung verwechselt werden. Mit steigender Wasseraufnahme kehrt im weiteren Verlauf die wasserklare Beschaffenheit des Harns wieder.

12. Puls

Die **Pulsfrequenz** ist beim Neugeborenen relativ hoch und wechselnd. Sie beträgt durchschnittlich 120 in der Minute, kann aber beim Schreien bis auf etwa 200 hinaufschnellen. Während des Schlafs verringert sich die Pulszahl. Aus einer einmaligen Pulszählung lassen sich daher beim Säugling keine Schlüsse ziehen. Am besten fühlt man den Puls an der Halsschlagader und nicht am Handgelenk.

13. Reflexe

Eine Reihe von **Reflexen** lassen sich als Folge einer gewissen Unreife der höheren Abschnitte des Zentralnervensystems erklären. Sie sind während der ersten Lebenstage und -wochen auslösbar und verschwinden in dem Alter, in dem die entsprechenden Markbildungsprozesse zum Abschluß kommen. All diese Reflexe bei einem gesund erscheinenden Kind nach der Geburt zu prüfen, ist nicht notwendig.

Einige dieser Reflexe seien hier kurz geschildert: Wenn zum Beispiel die Mutter ihr Kind so an sich drückt, daß der Mund des Kindes die Brustwarze berührt, wird das wache oder halbwache Kind seinen Mund leicht öffnen und sichtlich die Brustwarze suchen. Dieser und ebenso die Saug- und Greifreflexe des Säuglings gehören zum angeborenen Reflexverhalten. Das auf irgendeinen Sinnesreiz hin erfolgende Auseinanderfahren der Arme und Beine sowie das Spreizen der Finger, etwa bei einem lauten Geräusch oder bei plötzlichem Lagewechsel, wird als Schreckreaktion bezeichnet. Dieses Phänomen flaut im Laufe des 1. Halbjahres allmählich ab. Es kommt auch vor, daß Säuglinge in den ersten Monaten im Wachsein oder im Schlaf zittern oder zucken. Dasselbe nimmt man wahr, wenn sie sich vermutlich erregen oder wenn sie entkleidet werden. In letzterem Fall nicht etwa, weil der Raum zu kühl ist, sondern weil der Wechsel von der Bekleidungs- zur Außentemperatur auf die nackte Haut einen entsprechenden „Reiz" ausübt. Es kommt zu einem „reflektorischen" Verhalten. Wie gesagt, alle diese physischen Äußerungen verschwinden mit der Zeit. An dieser Stelle muß auch das Niesen von jungen Säuglingen erwähnt werden, das die Eltern oft unnötigerweise beunruhigt. Niesen ist, wie bei den Erwachsenen, meistens kein Zeichen von Erkältung, sondern es kitzelt irgend etwas in der Nase – ein Stäubchen aus der Luft oder eingetrockneter, sich loslösender Nasenschleim.

Es ist vielleicht angebracht, hier darauf hinzuweisen, daß insbesondere die Großhirnrindenzentren sowie die sogenannten Pyramidenbahnen des Neugeborenen erst am Beginn ihrer Funktion stehen. Die nervösen Vorgänge spielen sich vorderhand in niederen

Zentren ab. Die Trennung der einzelnen Bewegungsbahnen und -zentren ist noch nicht so vollkommen, daß gezielte Bewegungen möglich wären. Vielleicht ist das (normale) Fehlen der von der Hirnrinde ausgehenden Hemmungen die Ursache für die an anderer Stelle erwähnte, besondere Krampfbereitschaft junger Säuglinge. Die Bewegungen, die neugeborene und besonders frühgeborene Kinder ausführen, sind ausfahrend und ziellos; wir nennen sie Massenbewegungen. Sie beschränken sich nicht auf einzelne Muskelgruppen, sondern der ganze Körper wird mehr oder weniger davon erfaßt.

Von sämtlichen Organen des Neugeborenen sind also das Zentralnervensystem und das Großhirn diejenigen, die in ihrer Entwicklung am wenigsten fortgeschritten sind. Diese „Rückständigkeit" ist es jedenfalls, die das neugeborene Kind in erster Linie kennzeichnet und seine „Hilflosigkeit" und „absolute Abhängigkeit" begründet. Sie sind dem menschlichen Neugeborenen in ganz besonderem Maße eigen. Das Gehirn des Menschen ist zur Zeit der Geburt viel jünger als das des Tieres. Diese außergewöhnliche Unreife des Menschen bei der Geburt und die fast 20 Jahre dauernde Kindheit und Jugendzeit sind offenbar der Preis für die hohe geistige Entwicklung des Menschen. Hieraus kann am besten ersehen werden, wie unsinnig der immer wieder in den die Eltern beratenden Büchern und Broschüren vertretene Standpunkt ist, das Neugeborene müsse von Geburt an erzogen werden wie das ältere Kind. Wer sich diese Auffassung und die damit verbundenen „Anweisungen" zu eigen macht, denkt nicht an die zahlreichen daraus resultierenden Störungsmöglichkeiten, die sich später als Angst, Hemmung, Aggressionsbereitschaft einerseits oder als Neigung zu körperlicher Symptombildung (psychosomatische Erkrankungen!) anderseits äußern. Erziehung setzt eine gewisse Reife des Großhirns voraus, die in diesem Alter noch nicht gegeben ist. Was die liebende Mutter und bald auch der Vater tun sollten, ist die Pflege im Sinne der weitestgehenden Befriedigung der Bedürfnisse des Neugeborenen.

14. Zahnung

Die Zahnung beginnt durchschnittlich im 6. bis 9. Lebensmonat, jedoch ist ein verzögerter Zahndurchbruch als familiäre Eigentümlichkeit in keiner Weise beunruhigend. Es gibt ganz gesunde Säuglinge, bei denen der 1. Zahn im 10. Monat oder noch später erscheint. Anderseits können die ersten Milchzähne auch schon im

2. oder 3. Monat durchbrechen, es kommt sogar – wenn auch sehr selten – vor, daß ein Kind ein oder zwei Zähnchen mit zur Welt bringt. Diese unterentwickelten, bräunlichen Zähne fallen aber bald aus.

Die Zahnung läuft zwar in einer bestimmten physiologischen Reihenfolge ab, doch zeigt auch diese Reihenfolge viele Ausnahmen. Das normale Schema sieht so aus:

75632 23657
75641 14657

Am Ende des 1. Lebensjahres sind meist sechs oder alle acht Schneidezähne vorhanden. Beim Übergang vom 2. zum 3. Lebensjahr ist das Milchgebiß mit 20 Zähnen fertig.

Wenn auch bei den meisten gesunden Kindern der Zahndurchbruch ohne örtliche oder nennenswerte allgemeine Störung abläuft, so kündigt er sich doch oft durch eine erhöhte Speichelabsonderung an. Viele Kinder nagen mit ihrem geschwollenen Zahnfleisch an den verschiedensten Gegenständen, womit sie ein Bedürfnis befriedigen und zugleich das Zahnen fördern.

In früheren Zeiten wurden fast alle Krankheitszeichen in den ersten zwei Lebensjahren ziemlich bedenkenlos auf das Zahnen zurückgeführt; man sprach von „Zahnfieber" oder bei Krämpfen von „Zahnfraisen" (Dentitio difficilis). Später hat die Wissenschaft den Zusammenhang von schwereren Krankheitssymptomen mit dem Erscheinen der Milchzähne ganz abgelehnt und die Zurückführung von Krankheiten auf das Zahnen als Verlegenheitsdiagnosen abgetan. Diese Diagnosen sind durch die Tatsache erklärbar, daß jeder Fieberzustand den Zahndurchbruch infolge gewisser Vorgänge im sogenannten vegetativen Nervensystem, das von zwei Nerven gebildet wird, nämlich dem Sympathikus und dem Parasympathikus, beschleunigen kann. Angesichts der nicht immer eindeutig abzuklärenden Ursachen vieler Fieberzustände hat man oft die Wirkung mit dem Anlaß verwechselt. Das völlige Leugnen „erschwerter Zahnung" schießt jedoch übers Ziel. Während der Zeit der Zahnung ist tatsächlich die Widerstandskraft des Kindes geschwächt; es ist oft unruhig, ja verdrießlich, verweigert die Nahrung, ist schlafgestört und vor allem auch anfälliger für Infektionen. In der Umgebung des durchbrechenden Zahnes bildet sich eine entzündliche Rötung des Zahnfleisches, und jede Entzündung kann zu leichten Temperaturerhöhungen führen. Ob nun, wie vorhin beschrieben, ein Infekt mit Fieber den Zahndurchbruch gefördert oder aber das Zahnen an sich das Fieber hervorgerufen hat, ist im

Einzelfall meist gar nicht mit absoluter Sicherheit festzustellen. In solchen Fällen greift man – wie bei grippalen Infekten – zu Fieberzäpfchen, die gleichzeitig auch eine schmerzstillende und beruhigende Wirkung ausüben. Beliebt sind auch Mittel zum Einreiben ins Zahnfleisch, zum Beispiel Dentinox, wobei der Erfolg dieser Art von Behandlung eher zweifelhaft ist. Keineswegs wird damit der Zahndurchbruch gefördert, man kann aber gelten lassen, daß die Prozedur in manchen Fällen das Unbehagen vor dem Einschlafen mildert.

Es ist überaus wichtig, rechtzeitig alles zu tun, um auch die Milchzähne für die weiteren Jahre gesund zu erhalten. An Süßigkeiten sollte deshalb ein Kind nicht gewöhnt werden. Der Verzicht auf unnötige Näschereien (wie „Zuckerl", Konfekt, „Guetzli" und „Plätzchen") ist zur Vermeidung von Zahnfäule ebenso wichtig wie das wiederholte tägliche Reinigen der Zähne und das Einnehmen von *Fluor*tabletten.

15. Saugen am Daumen oder Schnuller

Das **Saugbedürfnis** des Säuglings ist im 1. Vierteljahr sehr ausgeprägt; es gibt Kinder, die schon im Kreißsaal am Daumen lutschen. Dem Verlangen des Säuglings, seinen Saugdrang zu befriedigen, sollte nachgegeben werden. Brustkinder neigen im allgemeinen weniger zum Daumenlutschen als Flaschenkinder, die nach rasch geleerter Flasche wohl satt, aber nicht saugmüde und daher in bezug auf ihren Saughang nicht befriedigt sind. Sie benötigen noch eine geraume Zeit, um auch ihren Saugwunsch zu erfüllen; sie wollen nicht allein den Hunger stillen, sie brauchen mehr, sie brauchen Beschwichtigung für „Leib und Seele".

In der ersten Lebenszeit, wenn das Kind seine Armbewegungen noch nicht kontrollieren kann und seine Fäustchen mehr zufällig als gezielt in den Mund bekommt, darf man ohne weiteres den **Schnuller** zu Hilfe nehmen. Das Kind entwickelt sich deshalb noch nicht zu einem Schnullerkind; mit zirka acht Wochen vermag es dann Daumen und Finger treffsicher in den Mund zu stecken. Daumen oder Schnuller im Mund sind in diesem frühesten Alter keine üble Angelegenheit – sie trösten und beruhigen. Wenn ein Kind nach ausreichender Mahlzeit oder auch zwischen den Mahlzeiten noch saugen möchte, so deutet das nicht auf ein Verlangen nach zusätzlicher Nahrungsaufnahme hin, sondern es möchte ganz einfach sein noch nicht „gestilltes" Saugbedürfnis befriedigen.

Die Antwort auf die Frage, ob man dem Daumenlutschen oder

dem Schnuller den Vorzug geben soll, ist Ansichtssache. Manche Kinder lehnen den Schnuller überhaupt ab, andere wiederum saugen und lutschen an allem, was sie erreichen können. Man berücksichtige in dieser Hinsicht die Neigung des Säuglings und ziehe dem Kind niemals das Fäustchen oder den Daumen aus dem Mund!

Leidet ein Kind an **Koliken,** kann ein Schnuller in den frühen Lebensmonaten eine echte Hilfe sein, da er sowohl psychisch wie physisch beruhigt. Es ist leicht zu beobachten, wie sich das Kind beim Saugen sofort wohler fühlt. Manche Kinder brauchen auch im späten Säuglingsalter und darüber hinaus den Schnuller und das Lutschen als eine Art Balsam gegen Müdigkeit, Verdrossenheit oder auch Wut; sie nuckeln sich auch gerne in den **Schlaf.** Es gibt Momente, wo das Daumenlutschen des Kindes einzige Freude ist, besonders dann, wenn weder Mutter noch Vater Zeit finden, sich mit ihm zu beschäftigen. Wenn Eltern den Schnuller und das Lutschen nicht mögen, sollen sie darüber nachdenken, wie sie dem Kind in seinen Nöten helfen können, damit es nicht Trost bei sich selber suchen muß.

Weder Daumen noch Schnuller wirken sich in den ersten zwei Lebensjahren nachteilig auf die **Kieferstellung** und die bleibenden Zähne aus. Nur ausgesprochen exzessives Daumenlutschen kann den vorderen Teil des Oberkiefers etwas nach außen und die unteren Zähne nach innen drücken. Aber, wie gesagt, das können Eltern durch richtiges Verhalten nach der ersten Kindheit gut verhindern.

Der Trinkakt an der Brust hat kieferorthopädisch eine gewisse prophylaktische Bedeutung. Durch die **Saug-Melk-Bewegungen** des Brustkindes, die normalerweise gegenüber den „einfachen" Saugbewegungen am Flaschenschnuller recht intensiv sind, werden Wachstumsreize zur Entwicklung eines kräftigen Kauorgans (Kiefer, Kiefergelenk und Kaumuskulatur) ausgelöst. Auch hier gilt das Gesetz, daß ein Organ im allgemeinen dann gesund bleibt, wenn es normal beansprucht wird. Daher findet man schmale Kiefer mit Engstand der Zähne häufiger bei jenen Erwachsenen, die nie die Brust bekommen haben, als bei solchen, die an der Brust aufgezogen wurden.

III. DIE LEIB-SEELISCHE ENTWICKLUNG IM ERSTEN UND ZWEITEN LEBENSJAHR

1. Die Geborgenheit des Kindes am Leib der Mutter (und des Vaters)

In der ersten Lebenszeit ist die Funktion der höheren Sinnesorgane (Augen und Ohren) noch nicht voll entwickelt; das Neugeborene kann zwar das Gesicht seiner Mutter beim Stillen scharf in sein Blickfeld bekommen (die Akkomodation der Augen funktioniert bei einem Abstand von 20 cm), doch kann es zunächst das Allerwichtigste, nämlich seine Mutter, mittels Sehen und Hören noch nicht richtig erkennen.

Wenn wir heute das Kind gleich nach der Geburt auf den Bauch oder in den Arm der Mutter legen, so erfährt es seinen neuen Lebens- und Funktionsraum mit Hilfe seiner Haut, dem primären Sinnesorgan des Menschen. Das Berührungserlebnis in den ersten Lebensstunden, aber auch noch während vieler Wochen und Monate danach, beeinflußt sein weiteres Wachstum und seine kontinuierliche Entwicklung ganz wesentlich. Diesen wichtigen Faktor berücksichtigt man in der Wissenschaft heute durch die Aussage, das Kind sei in der ersten Lebensphase mehr Tragling als Säugling. In dieser frühen Periode benötigt das Nervensystem eine Art „Ernährung" durch Anregung, die dem Kind nach der Geburt durch den engen Kontakt mit dem Mutterleib vermittelt wird. Mit Mund und Gliedern saugt es sich förmlich an seine Mutter an und findet dabei die durch den Austritt aus dem Mutterleib verlorene Geborgenheit wieder. Allmählich besänftigt es sich.

Natürlich schätzen wir das erste Kolostrum, die Vormilch, das Tröstende des Saugens steht aber ohne Zweifel beim ersten Stillen im Vordergrund. Auch das Bedürfnis der Mutter nach körperlicher Nähe eines Wesens, das noch vor kurzem ein Teil ihrer selbst war, ist mächtig und groß. Was im Laufe der Sozialgeschichte, besonders aber während der einsetzenden Industrialisierung im vergangenen Jahrhundert praktiziert wurde, nämlich die fast vollkommene Trennung des Kindes von seiner Mutter nach der Geburt, hat aus heutiger Sicht sehr ungünstige Auswirkungen. Wahrscheinlich lagen dieser Vorgangsweise noch falsche hygienische Vorstellungen zugrunde.

Wird ein Kind vorwiegend im Kinderwagen herumgeschoben und damit zur Untätigkeit bzw. Passivität gezwungen, kann sich seine Wahrnehmungsfähigkeit nicht genügend entwickeln, ja sie stumpft vielmehr ab, da ihm nur unzulänglich Gelegenheit geboten wird, seine Umwelt körperlich zu erkunden.

Das Kind erwirbt im ersten Lebensjahr und wahrscheinlich weit darüber hinaus schrittweise durch den leiblichen Kontakt mit den Eltern bzw. mit den anderen Bezugspersonen Sicherheit sowie Vertrautheit mit dem Stimmungsklima seiner Umgebung. Wird das Kind mit einem Tuch an den Leib gebunden, wobei es sich modellierend an den Körper seiner Mutter und später seines Vaters anschmiegt, empfindet es das Ungefährdete seines Daseins. Das Maß der Nähe zur Mutter, und bald nach der Geburt auch zum Vater, bestimmt das Tempo seiner physischen und psychischen Entfaltung. Am Leib seiner Eltern kann der Säugling während seiner Reifung die ihm zur Verfügung stehenden eigenen Mittel besser koordinieren als im Kinderbett oder im Kinderwagen.

Die alte, selbst von Kinderärzten vergangener Jahrzehnte verbreitete Vorstellung, der Säugling benötige für sein Gedeihen bloß die vorgeschriebenen Nahrungsmengen und üblichen Pflegemaßnahmen und könne im übrigen sich selbst überlassen bleiben, ist überholt. Genauso wie die Stimme der Mutter dem Kinde die akustischen Reize bietet, die für die Sprachentwicklung erforderlich sind, wie ihre Brust, ihre Hände und ihre Finger dem Säugling alle taktilen Reize vermitteln und ihn die Wahrnehmung und Orientierung mittels solcher Reize lehren, so erlebt das am Leib ruhende Kind schon frühzeitig das Gleichgewicht und nimmt den unmittelbaren Kontakt mit der weiteren Umwelt auf.

Die Ansicht, daß sich durch das Herumtragen das Rückgrat oder andere Knochen des kleinen Kindes „verbiegen" oder „verkrümmen" könnten, ist heute längst widerlegt. Ohne Zweifel sind die **einfachen Tragetücher** allen auf dem Markt angebotenen Trageschlingen und Tragebeuteln vorzuziehen, da nur sie einen optimalen Körperkontakt mit dem Kind ermöglichen. Man kann die Tücher auf verschiedene Art binden, gerade so, wie es für das Kind am bequemsten ist. In den ersten Wochen ist aber darauf zu achten, daß der Kopf des Säuglings vom Tuch gut gestützt wird. Im Tragetuch sitzt das Kind anatomisch richtig im Spreizsitz auf der Hüfte des Erwachsenen. Man hat festgestellt, daß bei Naturvölkern, die ihre Kinder in dieser Weise tragen, die Hüftluxationen äußerst selten sind.

Wenn hier auch nicht alle Argumente für die Bedeutung des Tragens des Säuglings (zuweilen des bereits im zweiten Lebensjahr stehenden Kindes) am Körper erschöpfend angeführt werden können, so sei doch auf vieljährige Beobachtungen zahlloser Menschen hingewiesen. Sie alle bestätigen, daß die taktilen Stimulationen des am Mutter- oder Vaterleib getragenen Kindes sein Wachstum und seine Entwicklung physisch und psychisch vorteilhaft beeinflussen. Wir besitzen für die Bedeutung des Körperkontakts so wenig konkrete Beweise, weil entsprechende Zusammenhänge beim Menschen – im Gegensatz zu den Tieren – nie systematisch erforscht wurden.

Aus welchen Gründen auch immer heute junge Mütter und Väter ihrem Kind Geborgenheit am Elternleib vermitteln, es wäre jedenfalls töricht, diese wiederentdeckte ursprüngliche Mitmenschlichkeit als Modeerscheinung abzutun: Vor der endgültigen Abstumpfung des „zivilisierten" Menschen, der wir bedenklich entgegengehen, ist dieses „Befriedigen eines leib-seelischen Bedürfnisses" vielleicht ein Symptom für den Beginn eines neuen, regeren menschlichen Lebens.

2. Schreien und Weinen

Schon für das neugeborene Kind in Gebärkliniken gibt es nichts Wichtigeres auf der Welt als die Nähe zu einem Menschen, in erster Linie natürlich zu seiner Mutter. Welcher Arzt kennt nicht das gelegentliche Schreikonzert in einem Kinderzimmer einer Geburtsabteilung, wo es noch kein Rooming-in gibt! Hier sollten die Säuglingsschwestern (und die nicht gerade beschäftigten Hebammen) die Neugeborenen zwischen den Fütterungszeiten trösten, mit ihnen „schmusen", wenn die Mütter weit weg vom Kind liegen. Jeder Kinderarzt weiß, daß die liebevolle körperliche Berührung des Neugeborenen während der Erstuntersuchung das Kind verstummen läßt; er nimmt deutlich wahr, wie wohl es sich beim Kontakt mit der menschlichen Hand fühlt.

Später, zu Hause, beginnen nach ein bis zwei Wochen viele Kinder regelmäßig, oft stundenlang, Tag für Tag und auch nachts zu schreien. Diese Periode kann drei bis vier Monate anhalten und beunruhigt die Eltern zuweilen sehr; darüber hinaus strapaziert sie ihre Nerven. Über dieses Phänomen gibt es zwar zahlreiche, aber recht verschwommene Ansichten. Obwohl das Schreien in der Regel kein Grund zu ernsthafter Besorgnis ist, sollte man sich doch über dieses erste Ausdrucksmittel des jungen Säuglings Gedanken machen.

Die Ansicht, daß man vielen Säuglingen eben ihre unmotivierte

„tägliche Schreistunde" zugestehen müsse, die zwar nervenaufreibend, aber im übrigen bedeutungslos sei, stammt aus einer Zeit, in der man noch wenig vom Seelenleben eines jungen Menschenkindes wußte. Natürlich mögen oft Hunger, Durst, Müdigkeit, Bauchweh, drückende Stoffalten, nasse Windeln und anderes den unmittelbaren Anlaß für dieses Schreien bilden. Doch als ebenso plausible Ursache kann schon das „Bedürfnis nach Gesellschaft" gelten. Verhängnisvollerweise wird gerade in diesem Zusammenhang oft die Mahnung ausgesprochen, dem Willen des kleinen Wesens „von Anfang an nicht gleich nachzugeben". Dieser Rat ist schlecht, weil dabei einerseits das begreifliche Verlangen des Kindes nach menschlicher Wärme und anderseits das natürliche Bedürfnis der Mutter, ihr Kind zu beruhigen, unterdrückt werden. Leider sind viele unserer wertvollen, naturgegebenen Regungen im Laufe der Zivilisation zugeschüttet worden. Es ist fatal, wenn Persönlichkeiten wie K. Lorenz den jungen Säugling verdächtigen, mit seinem Geschrei die Mutter „regelrecht tyrannisieren" zu wollen, oder wenn zum Beispiel B. Spock den Rat erteilt, das schreiende Kind in einen anderen Raum zu stellen, oder R. Feinbloom empfiehlt, die Wohnung auf einige Zeit zu verlassen, wenn das Schreien unerträglich wird. Durch solche Ansichten und „Richtlinien" werden selbst jene Eltern verunsichert, die bis dahin entschlossen waren, ihr Kind nie schreien zu lassen; sie wissen nun nicht mehr, ob sie ihrem spontanen Verlangen nachgeben und ihr Kind trösten dürfen.

Schreien und Weinen des Säuglings sind Hilferufe nach Liebe und Zuwendung. Junge Säuglinge, die viel von den Eltern (oder sonst nahestehenden Personen) herumgetragen werden, schreien nur selten. Manche Kinder wollen nicht im Kinderwagen, nicht im Bett liegen. Sie wollen ihren eigenen Körper spüren, um das Gefühl zu haben, nicht alleine zu sein; das gelingt ihnen nur am Körper des Erwachsenen vollkommen. Interessanterweise konnte man beobachten, daß die während der ersten drei bis vier Monate auf dem Bauch gelagerten Säuglinge auch weniger schreien, weil die Bauchlage zweifellos ein Schutzgefühl vermittelt und das Kind dabei seine Existenz viel weniger exponiert empfindet.

Der Umgang mit einem Kind im ersten Halbjahr muß in Zukunft vollkommen anders gestaltet werden, als dies bisher üblich war. Wird das mächtige, triebhafte Bedürfnis des Neugeborenen und des jungen Säuglings nach Geborgenheit nicht befriedigt, gerät in der Gefühlswelt des Kindes von Anfang an alles durcheinander. Dann kann später auch kein Hochnehmen, kein Schaukeln und Wiegen und kein Schnuller das „Geschrei" zum Verstummen bringen. Man braucht nicht überängstlich zu sein und etwa in absolute Schrei-Intoleranz zu verfallen. Jedes Kind darf ab und zu einmal schreien. Man soll aber immer daran denken, daß die kleinen Wesen einen Mangel an Zuwendung schwer vertragen und sichtlich leiden, wenn die Eltern für sie keine Zeit aufbringen und sie „herumschubsen". *Indem man sie oft ablegt und einfach schreien läßt, legt man gleichzeitig auch den Grundstein für u. U. erst später sichtbar werdende Störungen im Verhalten des Kindes.*

3. Wickeln und Bekleidung

Die richtige Bekleidung in der ersten Lebenszeit stellt einen sehr wichtigen Teil der Pflege dar. Grundsätzlich falsche Vorstellungen über die Handhabung des Wickelns (in manchen Gegenden „Windeln" genannt) konnten erst in den letzten Jahren mehr oder weniger ausgeräumt werden.

Wer einen nackten Säugling auf dem Bauch oder auf dem Rücken vor sich liegen hat, kann den Wechsel von Bewegung und Ruhestellung, d. h. von Anspannung und Entspannung, beobachten. Ein gesundes neugeborenes Kind hat, wie auch der ältere Säugling, einen unwiderstehlichen Drang, seine Arme und Beine lebhaft und frei zu bewegen, d. h. es will „strampeln". *Dieses Strampeln ist eine natürliche Gymnastik und ein unmißverständlicher Ausdruck seiner Daseinsfreude, seines Wohlbehagens und seiner Zufriedenheit.* Mit abgespreizten, angezogenen Beinen und gebeugten Knien entspannt es sich und ruht sich bequem aus. Dieser Wechsel von motorischer Aktivität und Entspannung ist eine natürliche Voraussetzung zur Anregung seiner körperlichen Entwicklung, insbesondere der Knochen, Gelenke, Bänder und Muskeln.

Trotz der empfohlenen neuen Wickeltechnik wird in manchen Gegenden bei Säuglingen immer noch die alte Wickelmethode der dreieckig zusammengelegten Windeln aus unelastischem Material (Mullwindeln, Einlagen aus Molton) angewendet, die zu einer Einengung insbesondere der Hüften führt. Nicht selten wird das Kind unter Streckung der Hüfte und Kniegelenke zusätzlich in ein Einschlagtuch oder einen Wickelflanell eingepackt, sodaß es die Beinchen kaum mehr bewegen kann. Abgesehen von der problematischen Bewegungseinschränkung begünstigt diese überholte Methode das Auftreten von **Hüftgelenkschäden.** Durch viele Jahrhunderte hindurch waren einengende Wickelmethoden, das Wie-zu-einem-Paket-verschnürt-Sein, der erste Umwelteindruck des Säuglings, „Druck" im wahrsten Sinne des Wortes.

Die übergroße Mehrzahl der Hüftschäden und der in der Folge notwendigen orthopädischen Behandlungen bei Säuglingen in den vergangenen Jahrzehnten war zum größten Teil der falschen Wickelmethode zuzuschreiben. Wir können kaum erahnen, in welchem Ausmaß eine solche Behandlung, die selbst auch wieder äußerst bewegungseinschränkend war bzw. ist, Wohlbefinden und Lebensfreude des Kindes beeinträchtigen. Mütter, die diese Situation an ihrem Kind erlebt haben, wissen, wie bedauernswert das kleine Wesen ist, wenn es monatelang sein Bewegungsverlangen nicht befriedigen kann. Die Angst der Mütter vor Hüftgelenkschäden ist daraus ersichtlich, daß ihre erste Frage an den Kinderarzt im Anschluß an eine Neugeborenenuntersuchung sehr häufig dahin geht, ob die Hüften des Kindes in Ordnung seien, als ob Hüftgelenkluxationen eine fast natürliche, angeborene Geißel wären.

Heute werden zu Recht sogenannte **Breitwickelmethoden** empfohlen, also Wickeltechniken, welche dem Säugling größtmögliche Bewegungsfreiheit, vor allem auch in den Hüften, gewähren. In Österreich werden z. B. vorzugsweise Gesundheitswindeln, die aus einem streifenförmigen, elastischen Trikot hergestellt sind, verwendet. In diese wird eine auf ca. zwölf Zentimeter gefaltete Saugwindel eingelegt, die mit einer Plastikfolie unterlegt ist. Die Windelzipfel werden mit Bändchen oder mit speziellen Baby-Sicherheitsnadeln zusammengehalten. Auf diese Weise ist das Kind breit gewickelt. In Frage kommen natürlich auch sogenannte Schwedenhöschen. Gummihöschen sollten heute nicht mehr verwendet werden. Vielfach wird noch zur althergebrachten Mullwindel gegriffen, in der Meinung, daß diese die zarte Haut des Säuglings besonders schone. Dieser Ansicht kann nicht vorbehaltlos beigepflichtet werden, da vor allem infolge selbst geringster Waschmittelrückstände die Gefahr von Entzündungen in der Gesäß- und Genitalgegend gegeben ist.

In vielen Ländern besteht überhaupt kein Wickel„problem". Man hält sich einfach an die bewährten Einmalzellstoffwindeln, die natürlich in verschiedenen Größen auf dem Markt sind. Heute sind sie meist als **Höschenwindeln** in Gebrauch. In den Neugeborenenstationen, wo sie zur Anwendung gelangen, bewähren sie sich ausgezeichnet, da die Feuchtigkeit gut in die inneren Schichten des Zellstoffanteils hineingesogen wird. Dadurch wird das **Wundsein** bei diesen Windeln viel seltener als bei Stoffwindeln beobachtet. Auf Reisen sind **Einmalzellstoffwindeln** überhaupt unentbehrlich. Selbstverständlich gibt es Qualitäts- und Preisunterschiede. Für ein Baby mit nicht empfindlicher Haut wird es gleichgültig sein, welche

Windelqualität man wählt. Gelegentlich kann es auch einmal vorkommen, daß eine moderne Zellstoffwindel bei einem dazu disponierten Kind eher zu Wundsein führt als eine Mullwindel, die sich in diesem Fall als „hautfreundlicher" herausstellt. Einem solchen Umstand muß natürlich Rechnung getragen werden.

Höschenwindeln schließen jeden Druck auf Hüfte und Oberschenkel aus und führen durch ein breites Mittelstück automatisch – insbesondere in Bauchlage – zu dem gewünschten Spreizen der Beine.

Das Wickeln ist also derart einfach und mühelos geworden, daß keine lange Anweisung mehr nötig ist. Auch der Vater kann nun sein Kind wickeln, ohne vorher eingehende Instruktionen, die ihn eventuell verunsichern, entgegennehmen zu müssen. Durch die Vereinfachung der Technik und das damit verbundene Einsparen von Zeit und Arbeit kann dem Kind selbst vermehrte Aufmerksamkeit geschenkt werden.

Die geschilderte Wickelmethode ist sicherlich die derzeit einfachste und zweckmäßigste; sie ist jeder überlieferten Technik überlegen. Ihr einziger Nachteil liegt in ihrer Kostspieligkeit.

Im übrigen ist zu betonen, daß die **Kleidung** prinzipiell nie zu kompakt sein darf. Kinder werden im allgemeinen eher zu warm als zu leicht angezogen. Um die Mutter oder den Vater zu fühlen, muß das Kind die Körperwärme und das liebevolle Streicheln der Eltern unmittelbar empfinden können. In früheren Zeiten, und gar nicht so selten auch heute noch, wurden bzw. werden in gewissen Gegenden die Ärmchen und Händchen mit einer Windel an den Leib fixiert und das Kind in ein womöglich noch geschnürtes, wattiertes Steckkissen geschoben. Dadurch wird der Säugling daran gehindert, die schützende Präsenz der pflegenden Person durch Körperkontakt wahrzunehmen. Das ist ein gewichtiger Grund mehr, um mit dem veralteten, einengenden Steckkissen, das keine Zärtlichkeit zuläßt, endgültig Schluß zu machen.

4. Baden

Der Rat, Neugeborene erst dann zu baden, wenn der Nabelschnurrest abgefallen und der Nabel trocken ist, ist überholt, werden doch neuerdings Kinder schon im Kreißsaal ohne jeden Schaden ins Wasser getaucht. Das tägliche Bad in den ersten Lebensmonaten bedeutet für den Säugling (und dessen Mutter) meist einen großen Spaß, und es kann überhaupt eher als ein Vergnügungs- denn als ein Reinigungsbad betrachtet werden. Das Badewasser soll hautwarm (ca. 35°) sein und die Badezimmertemperatur ca. 22° betragen. Zu hohe Temperaturen führen zu einem Wärmestau, weil sie die normale Wärmeabgabe behindern. Allzu leicht kann in der Folge bei einer raschen Abkühlung des überwärmten Kindes eine Erkältung entstehen. Mit Seifen (auch mit Kinderseifen) gehe man äußerst sparsam um, denn sie berauben die Haut ihrer natürlichen Schutzstoffe. Schaumbäder sind wegen ihrer intensiven austrocknenden Wirkung abzulehnen. Kleie oder ölhaltige Badezusätze können jedoch verwendet werden.

Man mache aus dem Baden kein Ritual, weder hinsichtlich der einzelnen Handgriffe, noch des Zeitpunktes. Zeigt der Säugling eine Scheu vor Wasser, genügen ein oder zwei Bäder wöchentlich vollkommen. Dazu ist praktisch jede größere Waschschüssel geeignet. Zum Reinigen der kot- und harnbeschmutzten Körperteile verwendet man ohnedies am besten Öl.

Eine tägliche Reinigung der Ohren und der Nasenlöcher sowie der Augenwinkel ist nicht nötig und daher besser zu unterlassen. Hält man sie aber für erforderlich, verwende man – statt Wattestäbchen – zusammengedrehte, mit etwas Kinderöl getränkte Watte. Je „gründlicher" das Ohrenschmalz, das den Gehörgang schützt und reinigt, weggeputzt wird, desto mehr bildet sich davon. Die Augen reinigen sich automatisch durch die Tränen. Rückstände von Puder und Salben an versteckten Hautstellen stoßen sich von selbst ab oder können leicht mit Öl weggewischt werden.

Immer noch wird empfohlen, die Geschlechtsteile täglich zu reinigen: beim Mädchen unter ganz sanftem Spreizen der Schamlippen mit einem nassen Wattebausch, den man in Richtung After führt, beim Knaben durch leichtes Zurückschieben der oft langen Vorhaut. Heute verzichtet man in zunehmendem Maß auf diese Prozeduren. Erfahrungsgemäß kann man sich nämlich auf die Selbstreinigung der Körperöffnungen verlassen. Im übrigen ist die Haut mit Schutzstoffen (Härchen, Talg, Schweiß) gut ausgestattet.

Die Gelegenheit, beim Baden und Wickeln mit dem Kind ausgiebig zu plaudern, sollte man nicht versäumen. Wie man das Kind beim Baden halten soll, wird jede Mutter, jeder Vater auch ohne Anweisung herausfinden.

Nach dem Bad sei man mit Cremen und Pudern nicht zu freizügig. Ob man zur Schonung empfindlicher Hautstellen sich für Puder oder für Cremen entscheidet, ist persönliche Erfahrungssache. Das Einhüllen des Kindes in Puderwolken und das Entstehen von Puderklümpchen in Hautfalten, die zu Hautreizungen führen, muß vermieden werden.

In den letzten Jahren ist das **Babyschwimmen** in Mode gekommen; in allen größeren Städten werden dafür Kurse angeboten. Wenn Mutter und Kind Freude daran haben und wenn die Voraussetzungen gegeben sind (flaches Becken und warmes, sauberes Wasser), ist nichts gegen die Teilnahme am Säuglingsschwimmen einzuwenden. Es ist erstaunlich, wie geschickt Kinder schon im Alter von einem halben Jahr im Wasser mit paddelnden Bewegungen „schweben" – nicht schwimmen! Wenn hinter dem Wunsch, mit dem Säugling oder Kleinstkind schwimmen zu gehen, Ehrgeiz statt Vergnügen steht, ist es besser, auf diesen frühen Sport zu verzichten.

5. Die Körperlage des Säuglings

Etwa zur gleichen Zeit, als man beim Wickeln des Säuglings neue Wege ging (siehe Kapitel: Wickeln und Bekleidung), wurden im deutschen Sprachraum verschiedentlich auch Befürwortungen der **Bauchlage** des Säuglings veröffentlicht. In vielen Gegenden außerhalb Europas, insbesondere aber in den Vereinigten Staaten und auch in Australien, waren immer schon Neugeborene und Säuglinge in der Regel auf den Bauch gelegt worden, wogegen in fast allen Staaten Europas nicht nur Säuglinge, sondern auch Kleinkinder praktisch immer auf dem Rücken lagen. Von Generation zu Generation wurde diese Praxis weitergegeben und galt als unumstößlich. Erst in den sechziger Jahren haben Kinderärzte und Orthopäden aufgrund sorgfältiger Beobachtungen und kritischer Prüfungen empfohlen, Säuglinge schon von Geburt an entgegen den bisherigen Gepflogenheiten nicht nur ausschließlich auf dem Rücken, sondern auch auf dem Bauch liegen zu lassen. So wird heute das neugeborene Kind bereits im Kreißsaal nicht mit dem Rücken, sondern bäuchlings auf den Leib der Mutter gelegt. Überraschend schnell hat die neue Anregung breiten Eingang in die Säuglingspflege gefunden.

Den entscheidenden Anlaß zur Propagierung der Bauchlage gaben Feststellungen bestimmter Skelettverformungen bei Säuglingen, die in Rücken- oder Rücken-Seiten-Lage aufwuchsen. Durch den nicht-physiologischen Dauerlagedruck in Rückenposition entstehen Skelettdeformierungen, die am Kopf am deutlichsten ausgeprägt und bei vielen Kindern schon mit freiem Auge zu erkennen sind. Der deformierte Kopf fällt auf und wirkt nach unserem Gefühl unästhetisch. Dagegen bildet der schmale und lange Kopf des Bauchliegers ein schönes Detail im Erscheinungsbild des Säuglings.

Sehr ernst zu nehmen ist die Tatsache, daß die Rückenlage Ausgangspunkt der häufig auftretenden asymmetrischen Dauerfehlstellung des ganzen Körpers sein kann, wogegen bei Bauchlage die Anfälligkeit für krankhafte Verformungen der Wirbelsäule kaum gegeben ist. Die meisten Kinder, die auf dem Rücken liegen, drehen sich nahezu automatisch in eine seitliche Schräglage, die eine Verkrümmung der Wirbelsäule hervorrufen kann, welche sich nicht in allen Fällen später wieder ausgleicht. Die Deformation muß *dann* als besonders fatal angesehen werden, wenn sie am Übergang von der Brust- zur Lendenwirbelsäule auftritt. Es kann sich dort ein kaum sichtbarer Buckel bilden, der unter Umständen das Kräftegleichgewicht der Wirbelsäule beeinträchtigt und in der Folge dem erwachsenen Menschen heftige Kreuzschmerzen verursacht.

Bei der Prophylaxe von Fehlhaltungen, besonders mit Blick auf die Wirbelsäule, spielt die Bauchlage eine äußerst wichtige Rolle. Sie bewirkt, von den oben geschilderten Vorteilen abgesehen, eine intensive Muskeltätigkeit der Nacken-, der Rücken- und der Extremitätenmuskulatur. Die Wirkung dieses Muskelspiels übertrifft den Erfolg jeder Säuglingsgymnastik.

Es ist erwiesen, daß die Bauchlage überdies ganz wesentlich zur Vermeidung einer Hüftluxation, also einer krankhaften Fehlstellung oder Verschiebung in den Hüftgelenken beiträgt. So ergeben sich bei der in Rückenlage auftretenden, asymmetrischen Dauerfehlhaltung nicht nur Wirbelsäuleschäden, sondern bei Rücken-Seiten-Lage kann das nicht gut abgespreizte Bein Ursache der Entstehung einer Luxationshüfte sein. In Bauchlage, richtig gewickelt, liegt das Kind da wie ein kleiner Frosch: mit abgespreizten und angewinkelten Beinchen. Das ist genau die Lage, die für die gesunde Entwicklung der Gelenke Grundbedingung ist und Verformungen verhütet. Hier sei also nochmals mit allem Nachdruck darauf hingewiesen, daß der Säugling *in den ersten Tagen nach seiner Geburt ausschließlich auf den Bauch* gelegt werden muß, weil ansonsten eine Schädigung der Hüfte bereits in den ersten drei bis vier Tagen nicht auszuschließen ist. Im übrigen soll man sich dabei auch bewußt sein, daß alle Kinder später die Lage beibehalten wollen, die sie primär akzeptiert haben. Ein Kind im nachhinein von der Rückenlage an die Bauchlage zu gewöhnen, die in so mancher Beziehung für seine physische und, wie wir später sehen werden, auch geistige Entwicklung zu bevorzugen wäre, fällt schwer.

Gelegentlich wird als Gegenargument zur Befürwortung der Bauchlage angeführt, sie bewirke eine gewisse Auswärtsstellung der Füße, was vorübergehend zutreffen kann. Man braucht sich aber deswegen keine Sorgen zu machen. In einem solchen Fall die Füße zu bandagieren oder gar einzugipsen ist nicht notwendig. Sobald das Kind steht und geht, also um die Wende vom 1. zum 2. Lebensjahr, stellen sich die Füße von selbst zum Geradeausgang richtig ein. Die Natur korrigiert auch hier ohne künstliche Nachhilfe. Durch richtige bzw. korrekte medizinische Aufklärung könnten sich viele junge Eltern so manche (oft teure) Behandlung ersparen.

Es gibt selbstverständlich angeborene Fußdeformitäten. So handelt es sich zum Beispiel beim so häufigen **Knicksenkfuß** um eine anlagebedingte Fehlstellung. Die Disposition dazu ist durch den ausgesprochenen **Hakenfuß** (leichte, nur angedeutete Hakenfußstellungen sind vollkommen bedeutungslos), der als *angeborene* Fehlhaltung anzusehen ist, gegeben. Die Entscheidung, um welchen Schweregrad es sich bei einem Hakenfuß handelt, ist ohne große Erfahrung freilich nicht leicht. In der Mehrzahl der Fälle haben wir es aber mit einem „angedeuteten" Hakenfuß zu tun. Es gibt keine mechanischen oder funktionellen, durch die Bauchlage bedingten Einflüsse, die eine Nach-oben-Beugung (Dorsalflexion) des Fußes mit Überdehnung der Wadenmuskulatur herbeiführen oder fördern könnten. Es wird ganz im Gegenteil in der Bauchlage der Entwicklung des Knicksenkfußes entgegengewirkt, indem der Widerstand, den der Fuß an der Unterlage findet, eine *aktive* Nach-unten-Beugung (Plantarflexion) auslöst. Die oben dargelegten, unbedingt erforderlichen Voraussetzungen im physiologischen Bewegungssektor (Spreiz-Beuge-Haltung, uneingeschränkte Bewegungsfreiheit) müssen natürlich in jeder Beziehung garantiert sein.

Als frappanter Beweis dafür, daß die Bauchlage auch in „Extremfällen" keine Nachteile zeigt, sei folgendes Beispiel angeführt: Frühgeborene Kinder, zum Beispiel um 1000 g, liegen oft wochenlang, ja monatelang vorwiegend im Inkubator auf dem Bauch. Hier ergibt sich natürlich durch diese Lage infolge des noch sehr weichen, unausgereiften Skeletts eine Auswärtsstellung der Beine. Wenn diese Kinder zu gehen beginnen, sieht ihre grotesk nach außen gerichtete Fußstellung jener eines Clowns ähnlich. Praktisch hat es sich aber erwiesen, daß sich auch ohne gewaltsame Korrektur ihr Gang ganz von selbst normalisiert. Im Alter von zwei Jahren stehen und gehen die Kinder völlig normal.

Für die Bauchlage spricht auch die bedeutsame Erfahrung, daß sich das Kind in dieser Position wohler fühlt. Jeder Kinderarzt, der ein neugeborenes Kind in Bauch- und Rückenlage erstmals untersucht, aber auch jede Mutter kann dies bei der Pflege beobachten.

Das in Bauchlage entspannt liegende, ruhende Kind zeigt beim Wechsel von der Bauch- zur Rückenlage meist eine heftige Unmutsreaktion. Man sieht, es ist verärgert, das paßt ihm nicht. Freilich kommt die Bevorzugung bzw. Ablehnung einer Körperlage nicht immer gleich eindeutig zum Ausdruck.

Jedermann kann feststellen, daß ein Kind schon von Geburt an das Köpfchen anhebt und zur Seite dreht. Rückenlieger verlernen dieses Kopfanheben wieder, weshalb in sozusagen allen Lehrbüchern zu lesen ist, daß Säuglinge erst mit acht Wochen oder später den Kopf anzuheben beginnen.

Die Bauchlage fördert auch die geistige Entwicklung. Wenn das Kind von Anfang an ein Bettchen hat, das rundherum Ausblick bietet (sogenannte Stubenkörbe sind vollkommen ungeeignet und infolgedessen abzulehnen), wenn das Bett womöglich frei im Raum steht, kann das Kind mit erhobenem Kopf in fast alle Richtungen blicken, also dahin, wo sich das Leben seiner Umgebung hauptsächlich abspielt. Der interessierte und wache Gesichtsausdruck eines nur wenige Monate alten Bauchliegers ist immer eine besonders große Freude für die Eltern.

Mit einem Monat hält der Bauchlieger den Kopf bereits senkrecht und sicher in Normalstellung. Bald folgen bei dem Versuch, sich aufzurichten, Stützreaktionen der oberen Extremitäten, zuerst mit gebeugten, dann mit gestreckten Armen. Mit sechs Monaten unternimmt er bereits die ersten Kriechversuche. Schon bald führt die Kriechstellung zum aufrechten Stand. Es gibt Kinder, die das Aufstehen mit etwas Unterstützung bereits mit sechs Monaten bewältigen. Im Alter von sieben Monaten benötigen sie fast ausnahmslos keine Hilfe mehr. Das schädliche Sitzstadium wird dabei in dieser Altersstufe übergangen, und die Gefahr des „Sitzbuckels" wird so von vornherein ausgeschaltet. Bauchlagekinder stehen im Durchschnitt vier bis sechs Wochen früher auf ihren Beinen als Rückenlagekinder.

Die **Seitenlage** ist ganz abzulehnen; sie kann für die Entwicklung der Hüftgelenke nachgewiesenermaßen schädliche Auswirkungen haben. Die schon beschriebene, naturgewollte Spreiz-Beuge-Stellung kann in der Seitenlage nicht eingenommen werden. Sie ist daher unnatürlich, was schon daraus hervorgeht, daß sie ja nur durch Anlehnen an die Bettwand oder mit Pölstern im Rücken des Kindes erreicht werden kann.

In Bauchlage legt das Kind sein Köpfchen normalerweise auf die Seite. Bei dieser typischen Kopf-Seiten-Lage sind Mund- und Nasenöffnung immer frei. Schlafen Kinder ausnahmsweise auf dem

Gesicht, so ist auch dies bei genügend fester Unterlage vollkommen unbedenklich.

Bauchlagekinder leben nie in Gefahr zu ersticken, wenn sie unbeobachtet erbrochen haben; das Erbrochene rinnt seitlich ab. Es gelangt dadurch nicht in die Atemwege, was bei Rückenlagekindern immer wieder vorkommt und eine Erstickungsgefahr darstellt. Jede Mutter stürzt sofort zum Bettchen ihres auf dem Rücken liegenden Kindes, wenn sie sieht, daß es erbricht. Sie hebt es auf und dreht es auf den Bauch, denn sie weiß instinktiv, daß sie es damit vor dem Ersticken bewahrt. Warum den Säugling also nicht gleich von vornherein auf den Bauch legen?

Säuglinge, die auf dem Rücken liegen, sind den infektiösen Speicheltröpfchen der Erwachsenen unmittelbar ausgesetzt und bekommen sie direkt in die Nase. Die von einer Erkältungskrankheit befallenen Personen brauchen nur am Bettchen des auf dem Rücken liegenden Kindes zu stehen und zu sprechen, zu husten oder zu niesen, um das Kind in die Gefahr einer Ansteckung zu bringen.

Ist es bei einem Bauchlagekind zu einem Infekt gekommen, fließt das entzündliche Nasensekret immer nach außen ab. Bei Rückenlage kann es dagegen, der Schwerkraft folgend, in die tiefen Luftwege gelangen (Aspirationspneumonien). Neuestens hat sich auch herausgestellt, daß Kinder, die auf dem Bauch liegen, viel seltener an Mittelohrentzündungen und Entzündungen der Nasennebenhöhlen erkranken, da alle entzündlichen Sekrete in Bauchlage viel leichter abfließen. Doch immer noch geschieht in Erkältungsfällen genau das Verkehrte: Säuglinge werden, weil sie Schnupfen haben und gerade weil man Angst vor dem Ersticken hat, auf dem Rücken statt logischerweise auf dem Bauch gelagert.

Säuglinge, die schon vom ersten Lebenstag an auf den Bauch gelegt werden, *schlafen tiefer und ruhiger.* Der natürliche Druck des Körpers und der Wirbelsäule auf die Atmungsorgane bewirkt, daß das Kind gründlich und tief ausatmet und nicht mehr als nötig einatmet. Die verbrauchte Luft wird vollständig aus den Lungen herausgedrückt. Bauchlieger haben demzufolge einen schlanken Bauch und zeichnen sich durch die funktionelle Ordnungsmäßigkeit und ästhetische Wohlgestalt des Brustkorbes aus. Rückenlieger hingegen atmen zu tief ein und zu schwach aus, was eine Anfälligkeit für Erkrankungen der tiefen Luftwege zur Folge haben kann (Bronchopneumonien). Für diese Kinder ist eher eine überdehnte Bauchdecke typisch.

Aber noch ein Aspekt ist zu berücksichtigen: Kinder, doch auch Erwachsene, die auf dem Rücken schlafen, atmen oft mit offenem

Mund. Dabei muß die Nase nicht einmal verstopft sein, sondern der Grund ist wahrscheinlich der, daß bei manchen Menschen der Unterkiefer im Schlaf leicht nach vorn heruntersinkt. Bei offenem Mund trocknen die Schleimhäute des Mundes, des Rachens, des Kehlkopfes und der Luftröhre aus und können dadurch den eingeatmeten Bakterien nicht mehr genug Widerstand entgegensetzen. Dies führt zu einer größeren Disposition für bestimmte Infekte. Kinder, die sich schon in der ersten Lebenszeit an die Bauchlage gewöhnen, schlafen auch als Erwachsene automatisch richtig.

Zu einer Zeit, da noch sozusagen alle Säuglinge Rückenlieger waren, galt es als Regel, die Kinder, besonders die „luftschluckenden" unter ihnen, nicht nur *nach,* sondern auch *während* der Mahlzeit eine Zeitlang aufrecht oder über die Schulter der Pflegeperson zu halten, damit das Kind aufstoßen konnte. Denn in Rückenlage entweicht die geschluckte Luft nur schwer, weil der Mageneingang von Speisebrei überzogen ist. In Bauchlage dagegen wird das Aufstoßen auf natürliche Weise gefördert, da die Position des Magens ein Entweichen der Luft nach außen ohne Behinderung gestattet. Auch der Abgang der Darmgase ist in der Bauchlage erleichtert.

Wie aus den vorangehenden Kapiteln der Säuglingsbetreuung hervorgeht, muß auch hinsichtlich des Kinderwagens ein gründliches Umdenken erfolgen. Seine relativ große Bedeutung in den vergangenen Jahrzehnten beruhte sicherlich auf dem Mangel an Verständnis für das Kind. Er wirkt in seiner traditionellen Ausführung dem kleinen Geschöpf, das kein „Ding", sondern ein von Bedürfnissen erfülltes Wesen ist und der ständigen Stimulierung bedarf, eigentlich entgegen. Sollten sich die Eltern für den Kauf eines Kinderwagens entschließen, wäre dabei folgendes in Betracht zu ziehen: Für ein schlafendes Kind würde natürlich der herkömmliche Kinderwagen genügen. Zu berücksichtigen haben wir aber vor allem das wache Kind. Will ein Kind in einem traditionellen Kinderwagen in der Bauchlage und mit erhobenem Kopf um sich schauen, muß man improvisieren und die Matratze anheben, damit es über den Rand des Wagens blicken kann. Es ist daher besser, für ein Bauchlagekind einen sogenannten **Rundsicht- oder Panoramakinderwagen** zu verwenden. Er hat große Vorteile und gibt dem Baby in Bauchlage die Möglichkeit, auf seinen Spazierfahrten in seiner natürlichen Umgebung wesentliche Eindrücke in sich aufzunehmen und seine Umwelt aus der Normalperspektive zu betrachten. In Rückenlage bietet sich dagegen dem Kind auch im Panoramawagen – ähnlich wie im Kinderbett – stets nur ein kleiner

Ausschnitt seiner Umwelt zur Betrachtung dar. Bei der Fahrt durch verkehrsreiche Zonen oder wenn das Kind schlafen will, können die Aussichtsscheiben abgedeckt werden (bezüglich „Tragtasche" siehe Kapitel: Entwicklung im 1. Vierteljahr).

6. Entwicklung im 1. Vierteljahr

Im 1. Lebensvierteljahr macht die **Gewichtszunahme,** abgesehen von einer Gewichtsabnahme unmittelbar nach der Geburt, rasche Fortschritte. Sie beträgt im 1. Lebensmonat 500 – 600 g, im 2. Lebensmonat 800 – 900 g und im 3. Lebensmonat etwa 700 g, was eine tägliche Gewichtszunahme während des 1. Lebensvierteljahres von 25 g ergibt. Diese Zahlen gelten für mittelgroße Kinder. Kleinere neugeborene Kinder nehmen etwas rascher zu als größere. Natürlich ist die Gewichtszunahme nicht täglich und auch nicht jede Woche die gleiche. Ähnliches gilt für das **Längenwachstum.** Am Ende des 1., 2. und 3. Lebensmonats betragen die Maße 55, 58 bzw. 60 cm.

Gewichts- und Längenzunahmen sind nicht unwesentlichen individuellen Schwankungen unterworfen und von konstitutionellen (also erbbedingten) Gegebenheiten abhängig. Sind keine krankhaften Symptome vorhanden, ist in dieser frühen Altersstufe ein gelegentliches Unter- oder Übergewicht kaum von Bedeutung. Eine Voraussage hinsichtlich der Körpergröße im Erwachsenenalter läßt sich jetzt noch nicht machen.

Auf das tägliche, routinemäßige Abwiegen des Kindes kann man ruhig verzichten. Die genaue Beobachtung des Kindes und die Begutachtung von Stuhl und Harn genügen normalerweise, um mit ziemlicher Sicherheit zu beurteilen, ob es ausreichend und richtig ernährt ist. Alle 14 Tage vorgenommene Wägungen reichen beim gesunden Kind vollkommen aus.

Im Laufe des 1. oder 2. Monats kann man schon ein flüchtigen Lächeln wahrnehmen, spätestens im 3. Monat ist das **erste bewußte Lachen** für die Eltern ein beglückendes Erlebnis. Meist erscheint es auf dem Gesichtchen in einem Moment, in dem die Mutter sich dem Kind liebevoll zuwendet und zu ihm spricht. Untersuchungen haben gezeigt, daß das erste Lächeln des Kindes vor allem durch Sprechkontakt gefördert wird. So wie das Hören von Herztönen auf das Kind in den ersten Lebenswochen beschwichtigend wirkt, schafft offenbar auch die Sprache eine intim-vertrauliche Atmosphäre. *Es ist wichtig, daß die Hauptpflegeperson vom ersten Tag an mit dem Kind redet.* Es gewinnt durch das wiederholte Auftreten bestimmter Lautmuster beim Stillen, beim Schlafengehen, beim Zeigen von Gegenständen usw. früh die Erkenntnis, daß die Sprache der gegenseitigen Verständigung dient, was nicht nur zur Sprachentwicklung beiträgt, sondern auch das gesamte Wahrnehmungserleben beeinflußt. *Das Kind ist glücklich, wann immer es in seiner Umgebung vertraute Stimmen hört, und ganz besonders dann, wenn es dabei noch liebkost wird.* Fühlt es sich behaglich, gibt es Laute von sich. Schon jetzt können dem Kind Gegenstände in die Händchen gegeben werden, die Geräusche entwickeln, so etwa eine Rassel. Mit seinen Augen folgt es schon deutlich Bewegungen. Es hat auch sehr gern, wenn beim Wickeln gesungen, gesprochen oder ein bißchen gespielt wird. Mutter und Vater sollten sich dafür unbedingt genügend Zeit nehmen.

Das Kind schätzt Ende des 1. Vierteljahres bereits Geselligkeit; es will „dabeisein". Man sollte es überallhin mitnehmen: im Auto oder auch zu einem Besuch von Freunden; allerdings nicht in einer Tragtasche: Diese ist, näher betrachtet, eine sehr halbherzige Erfindung. Es ist z. B. ein äußerst liebloser Anblick, wenn ein Elternpaar (oder Elternteil) das neugeborene Kind in einer Tragtasche aus der Entbindungsanstalt „abtransportiert". In gewissen Notsituationen kann sie zugegebenermaßen willkommene Dienste leisten (z. B. im Auto, wenn keine Begleitperson mitfährt). Vor allem jetzt und in den darauffolgenden Wochen und Monaten benötigt das Kind den **körperlichen Kontakt** mit Mutter und Vater mehr als alles andere. Aber es braucht auch Nahrung für seine Sinnesneugier; am Körper von Mutter und Vater will es von seiner interessanten Umwelt Kenntnis nehmen und Eindrücke sammeln. Es will nicht weggelegt, sondern herumgetragen, geschaukelt werden.

Der **Schlafbedarf** des Neugeborenen ist außerordentlich groß. Bei manchen gewinnt man den Eindruck, daß sie mit Ausnahme der Mahlzeiten den ganzen Tag durchschlafen. Doch schon Ende des 1. Monats kann ein Kind mehrere Stunden hintereinander wach bleiben. In den Lehrbüchern werden als Schlafdauer des jungen Säuglings im allgemeinen 15 bis 20 Stunden angegeben. Es bestehen aber bereits in dieser Altersperiode große Unterschiede. Der Zustand des Wachseins und des Schlafens ist leicht auseinanderzuhalten; auch ein bewußtlos neugeborenes Kind ist von einem schlafenden gesunden Kind gut zu unterscheiden. Damit ist die alte, immer wieder auftauchende These, das neugeborene Menschenkind sei infolge der organischen Unreife seines Gehirns ein „großhirnrindenloses Reflexwesen", unbestreitbar widerlegt.

Die Einordnung der regelmäßigen Wiederkehr von Schlafen und Wachen in den Wechsel von Tag und Nacht erfolgt zwar im allgemeinen schon in den 1. Lebensmonaten, bereitet aber doch in gar nicht seltenen Fällen offensichtlich große Schwierigkeiten. Jedenfalls hat jedes Kind seinen eigenen Schlafrhythmus.

Es ist daher am besten, wenn man den Säugling gewähren läßt und versucht, sich nach ihm zu richten.

Das eigene Bedürfnis der Eltern nach ungestörter Nachtruhe wird oft durchkreuzt durch die in dieser frühen Altersstufe beim Säugling möglicherweise auftretende Tag-Nacht-Umkehr bzw. durch sein häufiges Aufwachen. Der oft gegebene Rat, das Kind früh an einen recht langen Schlaf zu gewöhnen und möglichst lange ruhig im Bett liegen zu lassen, ist durchaus unvernünftig. Ein solches Vorgehen ist nicht durchführbar und muß als Versuch eines Dressuraktes, also einer sehr frühen Gewaltanwendung gegenüber dem kleinen Kind, verworfen werden. Auch soll man das Baby in der Nacht nicht brüllen lassen, in der Meinung, damit rechtzeitig seinen Willen zu brechen (siehe Kapitel: Schreien und Weinen). Wir müssen lernen, auf breitem Gebiet vollkommen umzudenken. In der allerersten Lebenszeit steht der Säugling in engster Beziehung zu seiner Mutter oder jener Pflegeperson, welche die Mutterrolle übernimmt. Beide Elternteile vermögen jetzt noch alle seelischen Bedürfnisse des Kindes zu stillen. *Man nehme also das Kind in kritischen Situationen ruhig ins elterliche Bett, wo es sich sicher und geborgen fühlt. Eine Verwöhnung ist dadurch nicht gegeben:* Je mehr menschliche Wärme – im wörtlichen und übertragenen Sinn – dem Säugling in dieser frühen Lebensphase zuteil wird, desto geringer wird sein Defizit an menschlicher Zuneigung sein, das er später möglicherweise mit zweifelhaftem Erfolg durch Forderungen zu kompensieren sucht.

Noch ein kurzes Wort zu einer Erscheinung, die den Eltern gegebenenfalls unnötige Sorgen bereitet. Es handelt sich um ein vermeintliches Schielen, das zuweilen beim Säugling im 1. Lebensvierteljahr beobachtet wird und das durch eine Abweichung des einen Auges nach innen oder nach außen entsteht. Diese Erscheinung ist aber normal; die Koordinierung der Augäpfel pendelt sich bald von selbst ein. Wichtig ist, daß Spielsachen nicht zu nahe vor den Augen des Kindes angebracht werden, z. B. über dem Bettchen, damit das „Schielen" durch angestrengtes Schauen nicht gefördert wird. Bei längerer Zeit anhaltender mangelnder Zusammenarbeit beider Augen besteht die Gefahr, daß ein Auge zuwenig benützt und dadurch träge wird.

7. Entwicklung im 2. Vierteljahr

Die durchschnittliche Gewichtszunahme im 2. Lebensquartal beträgt etwa 150 g pro Woche. Die alte Regel, daß das Geburtsgewicht mit 5 bis 6 Monaten verdoppelt sein soll, besteht gewiß zu Recht. Es kann jedoch sicherlich nicht als ein Zeichen von Unterernährung bewertet werden, wenn diese Verdoppelung erst später erreicht wird.

Neben dem „Idealtypus" mit einer gleichmäßigen Gewichtskurve gibt es einen anderen, der auch nicht als abnorm bezeichnet werden darf, nämlich den mit anfänglich flachem, später steilerem Ansteigen des Kurvenverlaufs. Auch sind Unregelmäßigkeiten der Gewichtsentwicklung durchaus nicht krankhaft. So kann zum Beispiel nach einer besonders großen Wochenzunahme in der nächstfolgenden Woche eine sehr geringe festgestellt werden. Ja, die Zunahme kann gelegentlich auch ganz ausbleiben, ohne daß dem Gewichtsstillstand eine besondere Bedeutung beizumessen wäre. Nur selten sind die Zunahmen jede Woche gleich groß.

Mit 3 Monaten mißt das Kind 60 cm und wächst dann monatlich um 2 cm. Somit mißt es mit einem halben Jahr rund 66 cm.

In dieser Periode ist die Hand des Kindes nicht mehr dauernd zum Fäustchen geballt. Es steckt seine Finger und alles, was es damit fassen kann, in den Mund, denn dieser ist eines der wichtigsten Tastorgane. Das Kind will nun alles berühren, was in Reichweite liegt. Der Moment ist gekommen, wo man es auf den sauberen Fußboden, auf den man eventuell eine Decke legt, setzen und spielen lassen kann. Es zeigt sichtlich Begeisterung für seinen neuen Standort und unterhält sich dort viel angeregter als im Bett. Erste Selbstzufriedenheit wird offenbar. Will es einmal nicht allein bleiben und hat niemand Zeit, sich mit ihm eingehend zu befassen, kann es im Tragetuch zu einer leichteren Hausarbeit oder einem Einkauf mitgenommen werden.

Keinen Augenblick darf das Kind unbeaufsichtigt auf dem Wickeltisch liegen. Da es sich jetzt bereits selbständig vom Bauch auf den Rücken (oder umgekehrt) rollt, besteht schon im 4. Monat größte Gefahr eines Sturzes vom Tisch.

Im Laufe des 2. Vierteljahres werden immer mehr, immer andere Gegenstände in den Mund gesteckt. Man bietet dem Kind aus Kenntnis dieser Situation runde, glatte, abwaschbare Dinge zum **Spielen** an, welche die Gefahr einer Verletzung ausschließen und möglichst hygienisch sind. Ein kleiner Ball, mittelgroße Würfel oder auch Löffel kommen seinen Spielbedürfnissen besonders entgegen:

Es betastet sie, erfaßt sie, läßt sie fallen oder schiebt sie beiseite und fängt mit seinem „Programm" immer wieder von neuem an. Geräusche, die es mit einem Spielzeug hervorzaubern kann, bilden sein Entzücken, wie zum Beispiel das Rascheln beim Zerknüllen von Papier. Hängt man einen Luftballon an sein Bett, zappelt und krächzt es vor Vergnügen. Wiewohl es Kinderreime und vorgesungene Wiegenlieder noch nicht versteht, hat es doch schon ein Gefühl für deren beschwichtigenden Rhythmus. Lärm oder laute Geräusche erschrecken das Kind. Radiomusik schadet im Prinzip nicht, vorausgesetzt, daß sie gedämpft ertönt.

In der Zeit, in der das Kind immer wieder neue Gegenstände zum Spielen sucht, beginnt es auch an seinem Körper herumzutasten und ihn gewissermaßen zu untersuchen. Nicht ausgenommen bei dieser Erforschung sind die Geschlechtsorgane. Bald findet der Bub sein „Spatzi", zieht daran und befühlt es. Und ebenso greifen die Mädchen nach ihren Genitalien. An diesen Tasterfahrungen sollen Säuglinge nicht gehindert werden.

Gegen Ende des 2. Vierteljahres spielt die Hand als Werkobjekt eine immer wichtigere Rolle. Bewußt, gezielt und mehr oder weniger geschickt greift das Kind nach Spielsachen, mit denen es sich jetzt schon eingehender beschäftigt. Was nicht gleich gelingt, versucht es unverdrossen immer wieder von neuem, wobei es stets das ganze Händchen einsetzt, denn mit Daumen und Zeigefinger kann es noch nichts ergreifen.

Wenn irgendwie möglich, sollte man sich *mehrere Stunden täglich dem Kind zuwenden* und sich mit ihm spielend befassen. Es darf aber besonders in dieser Altersstufe – wie übrigens auch später – auf keinen Fall überfordert werden. Denn jetzt braucht es vorerst Zeit, seine Umwelt zu beobachten und sich mit sich selbst auseinanderzusetzen, wobei es sich über seine eigenen Fortschritte freut.

Wenn Vater und Mutter ihrem Kind gegenübertreten, lacht und jauchzt es. Es beginnt aber jetzt bereits, fremde Gesichter von bekannten zu unterscheiden und zeigt daher ungewohnten Personen gegenüber eine gewisse Scheu. Besucher sollten sich deshalb dem Kind nicht allzu spontan nähern.

Aufmerksamkeit muß der Reaktion des Kindes auf Geräusche geschenkt werden. Die frühe Erkennung von **Gehörschäden** ist von größter Wichtigkeit. Wir beobachten, wie das Kind Tönen und Geräuschen seinen Kopf zuwendet. Es hat den Anschein, als ob es aufhorchen würde, wenn sein Name genannt wird. Sein eigenes Geplapper macht ihm Spaß und erschöpft sich vorläufig in Silbenketten wie ma-ma-ma oder da-da-da.

Schielt ein Kind auch jetzt noch sehr stark (siehe Kapitel: Entwicklung im 1. Vierteljahr) oder ununterbrochen, soll man es unbedingt vor Ablauf des 1. Lebenshalbjahres zwecks Frühbehandlung zu einem Augenarzt, einem Spezialisten für kindliches Schielen bringen. Der Arzt weiß durch gezielte Maßnahmen ein träge gewordenes Auge wieder zur Zusammenarbeit, zum gemeinsamen Gebrauch beider Augen zu „erziehen". Operative Eingriffe sind selten nötig, führen aber, falls erforderlich, zu meist guten Ergebnissen. Unbehandeltes Schielen kann zu Schwachsichtigkeit, u. U. sogar zu Erblindung des Schielauges führen.

8. Entwicklung im 3. Vierteljahr

Zur Beurteilung des Ernährungserfolgs dient neben anderen Kriterien auch im 2. Halbjahr die Bestimmung des **Körpergewichts.** Der Anstieg der Gewichtskurve wird flacher, die Monatszunahme beträgt jetzt 500 g im Durchschnitt, was einer wöchentlichen Zunahme von 100 – 150 g gleichkommt. Mit neun Monaten wiegt das Kind ungefähr 8½–9 kg bei einem Wachstum von weiterhin 2 cm monatlich.

Beim **Strampeln** lernt das Kind immer besser, die Muskeln der Extremitäten mit denen des Rumpfes zu koordinieren, d. h. sowohl die bewußte als auch die unwillkürliche Motorik zu entwickeln. Die Fortbewegungsart ist in diesem Alter das **Rutschen,** bei dem der Körper mit Hilfe der Arme vorwärtsgezogen wird, während die Beine ähnliche Bewegungen wie beim Schwimmen ausführen. Seine Schlaf- und Ruhestellung wählt das Kind natürlich nun schon selbst.

Rückenlagekinder können früher „sitzen" als Bauchlagekinder, allerdings mit dem unerwünschten „Sitzbuckel". Dagegen lernen die Bauchlieger eher aufrecht stehen. Sie benützen jeden Halt – etwa die Finger, die man ihnen entgegenhält, oder die Gitterstäbe ihres Bettchens –, um sich daran hochzuziehen. Verblüffend schnell gelingt es ihnen, zunächst nur für ganz kurze Zeit, aufrecht zu stehen; ihr Mienenspiel spiegelt den dabei empfundenen Stolz wider.

Wenn auch die körperliche Entwicklung eines Kindes, die unfehlbar mit der geistig-seelischen Entfaltung einhergeht, in gesetzmäßigen Phasen abläuft, so erfolgt sie doch nicht nach starren Regeln und vollzieht sich sehr unterschiedlich. Um welchen Fortschritt es sich auch immer handelt, ob beim Spielen, beim Aufstehen oder Sichfortbewegen, Vergleiche mit anderen Kindern sind völlig fehl am Platz. Konkurrenzehrgeiz und das Bestreben, das Kind stets an der oberen Grenze der Norm zu sehen, ist total falsch und lächerlich. Die unangebrachte Anwendung von Normen bei der Entwicklung und beim Verhalten des Kleinkindes kann einer der Gründe für die Entstehung späterer Konflikte sein (Stottern).

Das Kind soll sich möglichst ohne Bedrängung und ohne jeden Zwang zu einer selbständigen Persönlichkeit entwickeln können.

Es braucht jetzt schon eine reichere Auswahl an Spielzeug: Weiche Teddys, Stoffpuppen oder Gummitiere, Schachteln mit Deckeln, ein Ball aus Stoff halten sein Interesse gefangen und entsprechen seinem Alter. Die **Spielsachen** werden bestaunt, geprüft, betastet und immer noch zum Mund geführt. Es ist darauf zu achten, daß der Spielbereich des Kindes mit keiner allzu großen Auswahl an Gegenständen übersät ist, um ihm eine aufmerksame Beschäftigunng mit jedem einzelnen Spielzeug zu ermöglichen. Die Zufriedenheit des Kindes drückt sich in den Lauten aus, die es bei seiner Unterhaltung von sich gibt. Als besonders lustig empfindet es auch das „Versteckspielen" mit einer vertrauten Person.

Gegen Ende dieses Vierteljahrs bereitet dem Kind das Fallenlassen von allem, was es erfassen kann, großen Spaß. Besonders beliebt ist das Ausräumen des Bettchens oder auch der Handtasche bzw. der Einkaufstasche der Mutter. Natürlich will das Kind die ausgeräumten Sachen wieder zurückhaben und ist verärgert, wenn es sie nicht gleich erhält. Mit seinem Handeln bezweckt es, die Mutter oder eine andere vertraute Person in sein Spiel miteinzubeziehen. Solche und ähnliche Aufforderungen muß man unbedingt beachten und ihnen ausreichend nachkommen.

Will das Kind einen fern von ihm liegenden Gegenstand erreichen, versucht es angestrengt, sich zu ihm hinzubewegen. Ansätze zum eigentlichen **Kriechen** (nämlich das Fortbewegen auf Händen und Füßen) sind im 8. und 9. Monat erkennbar.

Seit einigen Jahren wird das schon bisher bekannte „Fremdeln", die Differenzierung zwischen bekannten und fremden Personen, mit R. Spitz als **„Achtmonatsangst"** bezeichnet. Das Auftreten dieses Verhaltens ist natürlich nicht an den 8. Monat gebunden. Es kann schon viel früher bzw. später dazu kommen, und es ist bei jedem Kind je nach seinen bisherigen „Lebenserfahrungen" mehr oder weniger stark ausgeprägt. Wirkt die fremde Person auf das Kind beunruhigend, macht sie ihm Angst, so weint es und sucht Schutz bei der vertrauten Person. Es ist dann besser, von den Annäherungsbemühungen vorübergehend abzulassen und später nochmals sachte und mit Geduld um die Zuneigung des Kindes zu werben.

Das „Sprechen" mit dem Kind ist sehr wichtig. Viele Ausdrucksformen der Menschen seiner unmittelbaren Umgebung „verseht" es sehr gut, etwa Blick und Mienenspiel von Mutter und Vater. Für die **Sprachentwicklung** ist ein ruhiger, liebevoller und freudiger Tonfall des Sprechers fördernd, denn das Kind soll nicht erschreckt und bei seinen Bemühungen zur Nachahmung nicht gehemmt werden. Es ist unwesentlich, was man sagt und wie man sich ausdrückt; es ist keine extreme Babysprache nötig. Man soll mit dem Kind nicht nur „dalken", sondern vornehmlich langsam und deutlich sprechen und einzelne Gegenstände benennen.

Gehschulen sollten nur zur vorübergehenden Absicherung des Kindes herangezogen werden, denn am glücklichsten ist das Kind in dieser Phase, wenn es unbehindert auf dem Boden spielen darf.

9. Entwicklung im 4. Vierteljahr

Im 4. Vierteljahr verläuft die **Gewichtskurve** zuweilen weiterhin flach. Die Monatszunahme beträgt jetzt durchschnittlich 400–500 g, was einer Wochenzunahme von 100–120 g gleichkommt. Entsprechend der allmählich immer gemischter werdenden Kost und deren wechselndem Salzgehalt zeigen sich auch bei häufig vorgenommenen Wägungen große Unregelmäßigkeiten: Steile Zunahmen wechseln mit Gewichtsstillständen, ja sogar mit geringen Abnahmen. Letztere werden von den Müttern oft zutreffend auf die unterschiedlichen körperlichen Leistungen bzw. auf die zeitweilig große Lebhaftigkeit des Kindes zurückgeführt. Ein einmaliges Wägen pro Monat genügt vollkommen. Wichtiger als das Gewicht sind das Aussehen und das Allgemeinverhalten des Kindes. Seine gesunde Hautfarbe und seine gute Laune geben uns die zuverlässigsten Aufschlüsse über die Richtigkeit der Ernährung.

Am Ende des 1. Lebensjahres hat sich das Geburtsgewicht etwa verdreifacht. Es beträgt nun ca. 9–10 kg bei ca. 75 cm Größe.

Wenn auch erst das 2. Lebensjahr als Kriechlingsalter zu bezeichnen ist, so entwickeln doch viele Kinder schon jetzt *ihre Methode,* sich dicht am Boden fortzubewegen; immer lebhafter erforschen sie kriechend ihre Umwelt. Man wundert sich, wie unerwartet schnell die Kinder in der Wohnung herumkrabbeln. Nun muß ihnen große Bewegungsfreiheit gewährt werden. Jede unnötige Einengung, welcher Art sie auch sei, ist geeignet, ihre körperliche und geistige Entwicklung zu hemmen. Die Wohnung wird zu ihrem Tummelplatz. An allen möglichen Möbelstücken ziehen sie sich hoch, um in die aufrechte Position zu gelangen. Sie benützen dazu Stühle,

Tischbeine, Schränke u. a. Da der Forschungsdrang und die natürliche Neugier der Kinder sehr groß sind und sie ihre Umwelt immer genauer kennenlernen wollen, muß alles, wovon ihnen Gefahr droht, beseitigt oder abgesichert werden, denn nichts ist vor ihrem Zugriff sicher.

Steckdosen sollen daher mit *Kindersicherungen* versehen werden; auf Tischtücher sollte man verzichten; Vasen, Blumentöpfe, Aschenbecher, Scheren, elektrische Kabel, Behälter mit heißem Wasser, Medikamente, Desinfektionsmittel u. dgl., die sich in Reichweite des Kindes befinden, sind aus dem Weg zu räumen. Durch Drohen und Ängstigen ernsthaften Gefahren „Grenzen zu setzen", ist unzweckmäßig und bedenklich. Vielmehr muß das Kind durch geduldige und anschauliche Erklärungen auf die Tücken des Alltags hingewiesen werden. Kinder verstehen schon in dieser Altersstufe ohne drastische Vorstellungen sehr gut, was man ihnen erklärt.

Ein Kind kann man nur mit Liebe und Anerkennung erziehen. Wird es eines bestimmten Verhaltens wegen gelobt, freut es sich. Jede Art von Strenge oder gar Strafe ist bei einem so kleinen Kind vollkommen unangebracht. Mahnende Gesten, ein Klaps auf die Finger, auf die Kehrseite oder auf andere Körperteile sind nicht nur sinnlos, sondern können auch schwere seelische Verletzungen zur Folge haben.

Das **Schlafbedürfnis** des älteren Säuglings ist wie bei den Erwachsenen unterschiedlich. Manche brauchen während des Tages bereits erstaunlich wenig Schlaf, andere wieder ruhen sich gerne länger aus. Gegen Ende des 1. Lebensjahres treten manchmal **Schlafstörungen** auf, denen vielerlei Ursachen zugrunde liegen können. Sie sind meist nicht ernsthafter Natur, doch sollte man sich darüber trotzdem Gedanken machen. Jedenfalls muß man von dem Brauch des erzwungenen, unnatürlich langen Schlafes abkommen. Auch ein Kind hat das Recht, dann zu schlafen, wenn es das Verlangen dazu hat bzw. aufzuwachen, wenn es ausgeschlafen ist, d. h. aufzustehen, wann es will.

Viel zuwenig wird daran gedacht, daß Kinderbetten wie auch die sogenannten **Gehschulen** (Laufställchen) von vielen Kindern eigentlich als Gefängnis empfunden werden.

Störungen des Schlafes können auch durch leichtes Unbehagen beim Zahnen entstehen. Der nicht seltenen nächtlichen Angst („Daseinsangst"?) kann dadurch entgegengewirkt werden, daß man die Tür zum Kinderzimmer offenläßt, in Rufnähe bleibt und überdies eventuell ein kleines, gedämpftes Licht aufdreht. Noch besser ist es, das Kinderbettchen wie in den ersten Lebensmonaten neben das Bett der Mutter oder des Vaters zu schieben. Die beste Hilfe gegen unüberwindliche nächtliche Angst ist der Schutz der Eltern oder einer anderen vertrauten Person.

Die **seelisch-geistige Entfaltung** macht im 11. und 12. Lebensmonat große Fortschritte. Jetzt ist die Neugierde des Kindes kaum mehr zu bremsen. Auch kleinen, unbedeutenden Dingen wendet es größte Aufmerksamkeit zu, zum Beispiel dem abgebrochenen Stück eines Spielzeugs oder auch einem Papierschnitzel. Jeder Schlupfwinkel wird untersucht, Schubladen werden entdeckt. Besonders beliebt sind Schlüssel und Schlüssellöcher. Alles, was das Kind in die Hand bekommt, wird verräumt oder, sofern es sich dazu eignet, irgendwo hineingesteckt. Es beobachtet immer aufmerksamer und versucht alles nachzuahmen. Was es von Mutter, Vater, Geschwistern hört und sieht, übernimmt es und lernt auf diesem Weg die menschlichen Verhaltensweisen. Darum soll man dem kleinen Kind immer bewußt Gelegenheit zum Lernen geben und ihm Vorbild sein. Ein *gutes und ausgeglichenes Familienleben* ist die beste Umwelt. Eine Trennung des Kindes von den Eltern im 1. Lebensjahr sollte, wenn immer möglich, vermieden werden.

Das Kind schon im 1. Lebensjahr an den Topf gewöhnen zu wollen, ist nicht zu empfehlen (siehe Kapitel: Früherziehung). Sieht es, wie die Großen das Klo benützen, wird sein Interesse zum Nachahmen automatisch geweckt.

Die ersten verständlichen Worte des kleinen Wesens setzen alle in Erstaunen. Wann das Kind zu sprechen beginnt, hängt von Temperament und Veranlagung ab, nicht aber von seiner Intelligenz. Freilich wird es sich umso früher mitteilen können, je intensiver die Zwiegespräche zwischen Mutter und Kind sind und je stärker es von seiner übrigen Familie zum Sprechen angeregt wird.

10. Früherziehung

Diesem Kapitel liegt eine 200 Jahre alte These des großen Philosophen Immanuel Kant zugrunde, die bis zum heutigen Tag ihre Gültigkeit beibehalten hat: *„Die Erziehung ist das größte und schwierigste Problem, was dem Menschen kann aufgegeben werden."* Doch erst in unserer Zeit beginnt man sich immer mehr darüber Rechenschaft zu geben, um welch heiklen und störungsanfälligen Vorgang es sich bei der sozialen Menschwerdung während der allerersten Lebenszeit handelt. In einem Alter, in dem der Mensch noch nicht sprachlich denken und sprechen kann, prägen ihn bereits die ersten Erfahrungen und Erlebnisse, die für das spätere Verhältnis zu seiner Umwelt ausschlaggebend sind. Das Neugeborene muß im umfassendsten Sinne vom ersten Tag an „zu leben lernen".

Die immer noch allgemein vertretene Auffassung, das Kind sei in den ersten Lebensjahren noch zu klein, d. h. zu unentwickelt, um das Geschehen in seiner Umgebung mit allen Konsequenzen zu erfahren, beruht auf einer falschen Lehrmeinung. Mit ihr sind unsere Elterngeneration und die meisten Menschen der jetzt lebenden Generation groß geworden. Wir können es nicht dabei bewenden lassen, über diesen Irrtum zu klagen oder ihn unwidersprochen hinzunehmen. Es ist bedauerlich, daß weder die Eltern in der Regel auf die ihnen bevorstehenden Aufgaben der Kindererziehung in einer Weise vorbereitet werden, die den heute schon feststehenden Ergebnissen moderner Kinderpsychologie Rechnung trägt, noch die Ausbildung der Mediziner und Pädagogen genügend Bedacht auf die psychosoziale Verantwortung nimmt, die diesen Sozialberufen zukommt. Die meisten der in den verschiedensten Beratungs- und Schulungsinstitutionen Tätigen sind bei der Bewältigung ihrer Aufgaben immer noch auf ihre begrenzten Erfahrungen und ihre persönlichen, vorwissenschaftlichen Vorstellungen angewiesen. Dazu kommt, daß das vorhandene spärliche Informationsmaterial Werken entnommen werden muß, welche subjektive und anachronistische Empfehlungen enthalten.

In einer Welt, in der das Rohe und Gemeine beunruhigend überhandnimmt, sollte jedem klarwerden, welche Dringlichkeit der Umgestaltung unseres ganzen Beratungssystems für Eltern während der Schwangerschaft und in den ersten zwei Jahren nach der Geburt des Kindes im Hinblick auf dessen Früherziehung zukommt.

„Früherziehung" als der einzige Weg zur Vorbeugung psychosozialer Fehlentwicklung hat nichts mit „Dressurakten" zu tun, wie sie verhängnisvollerweise selbst in gewissen kinderärztlichen Lehrbüchern beschrieben und empfohlen werden.

Der Mensch ist bei seiner Geburt ein unfertiges Wesen. Mit nur wenigen vorgeformten Verhaltensweisen kommt er zur Welt. Unzählige weitere muß er vom ersten Lebenstag an erwerben. Er verläßt den mütterlichen Uterus in einem früheren Entwicklungsstadium als seine entwicklungsgeschichtlich nächsten Verwandten. Erst mit etwa einem Jahr erreicht der Mensch die körperlichen Merkmale und Eigenschaften anderer Primaten zum Zeitpunkt der Geburt. So gesehen, verbringen wir den größten Teil unserer Fetalzeit außerhalb des Mutterleibs – vom Menschen aus gesehen im „sozialen" Uterus, wie der berühmte Zoologe A. Portmann sich ausdrückt. Die dem Kinde entgegengebrachte Liebe oder Gleichgültigkeit, Zuwendung oder mangelhafte Aufmerksamkeit, aber auch Streit und Gewalttätigkeit der Eltern untereinander, ausgetragen in Gegenwart des Kindes, formen entscheidend sein späteres Leben. Gesunde oder krankhafte Entwicklung, Erfolg oder Versagen hängen weitgehend von seinen Wahrnehmungen und Erfahrungen in der allerersten Lebensperiode ab.

Ganz allgemein muß die gegenwärtige Erziehungsart in europäischen Familien zu einem großen Teil als gewalttätig bezeichnet werden. Die Bestätigung hierfür liegt in der Häufigkeit der Fälle, in denen Kinder körperlichen **Strafen** ausgesetzt werden. Mit bemerkenswerter Offenheit bekennen sich im deutschen Sprachraum nach den Ergebnissen verschiedenster Befragungen etwa 95% (praktisch also alle Befragten) zum „kleinen Klaps ab und zu, der keinem Kind schadet". In der Bestrafung ihres Kindes zeigen sich die Erwachsenen im allgemeinen gar nicht zimperlich: 19% befürworten schon die Bestrafung des erst einjährigen Kindes, 28% wollen im 2. Lebensjahr damit beginnen. Nach Sondierungsergebnissen werden Säuglinge im Durchschnitt bereits im Alter von zehn Monaten geklapst (was allerdings nicht als Strafe ausgelegt werden will), in einem Alter also, in dem das leicht verletzliche Kind mit Sicherheit nicht versteht, weshalb das bis dahin umsorgende, liebevolle Pflegeverhalten der Eltern plötzlich in eine schmerzliche Handlung umschlägt.

Dieses Vorgehen kann zu keiner Verhaltenskorrektur führen, denn welchen Fehlverhaltens kann sich ein Kind in diesem Alter schon bewußt werden und schuldig machen? In den meisten Fällen muß das Schlagen des Kindes daher lediglich als eine emotionelle Abreaktion des „beleidigten" Elternteils angesehen werden, dessen Kontroll- und Bremsmechanismen versagt haben. Was dies für das wehrlose Kind unter Umständen bedeuten kann, wissen wir aus den schweren Kindesmißhandlungsfällen.

Mit diesen Feststellungen sollen die Eltern aber nicht generell diffamiert werden: Zu allen Zeiten waren und sind Eltern ihren Kindern in Liebe zugetan. Die Fehler, die sie begehen, sind fast immer der Unkenntnis, der Hilflosigkeit und hartnäckigen Vorurteilen zuzuschreiben und nur vereinzelt inhumaner Einstellung.

Unsere eigene, frühe Kindheit ist ein weit zurückliegender Lebensabschnitt, an den sich viele nur ungenau erinnern können. Daher ist uns meist auch nicht bekannt, wie viele der eigenen heutigen Ängste, wieviel des durchgestandenen Leids, ja sogar wieviel des erlebten körperlichen Unbehagens auf Gewalteinwirkung und Zwänge, auf Einengung und sinnlose Strafen in der ersten Lebenszeit zurückzuführen sind. Alle unsere positiven und negativen frühen Erlebnisse beeinflussen nachhaltig unser Erziehungsverhalten gegenüber den eigenen Kindern. Weil die Erziehung der jungen Elterngeneration traditionsgemäß noch auf Drohung, Strafe und Gewalt aufgebaut war, ist es für sie schwer, aus dem Kreis auszubrechen und neue Wege zu beschreiten.

Die Aufgabe aller modernen Zweige der Sozialwissenschaften besteht darin, allmählich Methoden zu finden und auszuarbeiten, welche das Strafen bei der Erziehung ganz allgemein überflüssig machen. Die Ansicht des Schweizer Pädagogen H. Zulliger, daß die straffreie Erziehung die Erziehung der Zukunft sei, ist sicher richtig. Wenn sich aber zumindest als erster Schritt in dieser Richtung die Einsicht durchsetzen könnte, daß jede Art von Strafe in den ersten zwei Lebensjahren, also in einer Zeit absoluter Hilflosigkeit, als Erziehungsmittel nicht in Frage kommen darf, wäre viel, vielleicht schon alles gewonnen. Die Beschränkung auf ein Minimum von Zwang unter Berücksichtigung der natürlichen Bedürfnisse des kleinen Kindes würde nicht nur die Entfaltungsmöglichkeiten des Einzelwesens am Lebensanfang fördern, sondern damit auch automatisch eine solide, gesunde Grundlage für die zwischenmenschlichen Beziehungen innerhalb der heranwachsenden Generation schaffen. So gesehen, könnte schon im Schoße der jungen Familie den bedrohlich anwachsenden Aggressionen entgegengewirkt werden.

Zu einem relativ oft vorkommenden „Dressurakt" kann die vermeintliche **Sauberkeitserziehung** ausarten. Viele Eltern hegen den Ehrgeiz, ihre Kinder möglichst früh an den Topf zu gewöhnen. Sie beginnen damit oft schon zwischen dem 6. und 9. Monat. Bei diesem Experimentieren werden die Kinder nicht selten gequält, beschimpft oder gar geschlagen. Tatsächlich ist es jedoch wenig sinnvoll, diese Übungen bereits im 1. Lebensjahr „durchzuexerzieren", da die Teile des Nervensystems, welche die Beherrschung der Ausscheidungsorgane ermöglichen, in diesem frühen Lebensabschnitt vielfach noch nicht ausgereift sind. Ende des 2. Lebensjahres – manchmal auch später – wird ein Kind freiwillig den Topf benützen. Keinesfalls darf ein Kind als boshaft oder aufsässig beurteilt oder bestraft werden, wenn die Sauberkeitsbemühungen der Eltern nicht zum Ziele führen.

Ebenso falsch ist es, Kindern vom ersten Lebenstag an aus Gründen der Ordnung und Disziplin die Mahlzeiten zu festgesetzten Stunden aufzunötigen. Selbst noch im 2. Lebensjahr überspringen sie gelegentlich gerne einmal eine Mahlzeit, einfach weil sie noch satt oder abgelenkt sind. Das Kind soll also nicht zum Essen gezwungen oder als Strafmaßnahme am Tisch sitzengelassen, beschimpft oder gar geschlagen werden.

Weitere Richtlinien, die mit Erziehung, Zwang und Gewalt in Zusammenhang stehen, sind in den einschlägigen Abschnitten, wie z. B. über das Stillen, die Wickelmethoden u. a. enthalten.

Zu einer Fehlentwicklung des Kindes können auch eine Reihe sozialer Faktoren beitragen, die samt und sonders aufzuführen in diesem kurzen Lehr- und Lernbuch nicht möglich ist. Herausgegriffen seien nur jene, die in der ersten Kindheit eine hohe Traumatisierung auslösen. Je früher die Traumatisierung erfolgt und je länger sie anhält, umso schwerwiegender wird die Schädigung in der Persönlichkeitsentwicklung des Opfers ausfallen.

Es kann mit Sicherheit gesagt werden, daß eine unvollständige Familiensituation (nur ein Elternteil oder Großelternteil), wenn sie stabil bleibt, einen viel günstigeren Erziehungsrahmen bildet als eine komplette Familie mit dauernd streitenden Eltern. Nicht selten scheuen Mütter vor einer Trennung von ihrem gewalttätigen, meist alkoholkranken oder nicht behandlungswilligen, seelisch schwer gestörten Ehemann deshalb zurück, weil sie vermeiden wollen, daß das Kind ohne Vater aufwächst. Dahinter verbirgt sich natürlich auch eine gewisse Angst vor der Übernahme der alleinigen, ungeteilten Verantwortung. Manche Frauen nehmen alle Erniedrigungen auf sich, um des scheinbaren sozialen Vorteils willen, für sich den Ehemann und für die Kinder den Vater zu erhalten. In der Mehrzahl der Fälle ist eine solche Entscheidung falsch, denn dort, wo es keinen Hauch von Liebe mehr gibt, können die seelischen Qualen für das Kind ungeheuerlich sein.

Auch der zwischen geschiedenen Eltern eingerichtete **„Pendelverkehr",** dem schon ein Kind im 2. Lebensjahr ausgesetzt sein kann, schafft fast immer eine höchst neurotisierende Situation für alle Beteiligten. Das Besuchsrecht für geschiedene, vom Kind getrennte Elternteile sollte ganz neu durchdacht werden. Vorstellbar wären, um einer gespannten Atmosphäre auszuweichen, u. a. Gemeinschaftstreffen der getrennten Familienteile auf neutralem Boden im Rahmen einer Gruppenaktivität unter der Leitung therapeutisch erfahrener Sozialarbeiter bzw. Psychologen.

Ohne auf die Problematik der eigentlichen Kindesmißhandlung einzugehen, muß hier doch betont werden, daß nach Auffassung des Autors sowie des Psychiaters G. Pernhaupt prinzipiell kein Unterschied besteht zwischen der alltäglichen Gewalt im Umgang mit

Kindern, dem „gewöhnlichen Schlagen" von Kindern und der sogenannten faktischen Kindesmißhandlung. Es handelt sich dabei nur um schwächere oder stärkere Varianten der physischen Gewalt: hier die legitimierte, vermeintlich moralisch berechtigte, dort die inkriminierte Form der Gewalt. Je überzeugter in der Familie die Kindesmißhandlung als grundsätzlich verschieden von den täglichen Gewaltritualen betrachtet wird, umso beharrlicher stabilisiert sich das Gewohnheitsrecht der Eltern, ihre Kinder zu klapsen, ihnen Ohrfeigen und Dachteln zu verabreichen. Daß seelische Mißhandlung nicht anders zu beurteilen ist als körperliche Gewaltanwendung, kann nicht klar genug betont werden.

So kann z. B. eine zu ausgeprägte, zu sehr bindende Eltern-Kind-Beziehung, die sich über viele Jahre hinzieht, zu einem psychophysischen Gewaltverhältnis werden. *Das Kind ist den Eltern nur anvertraut, nicht aber ausgeliefert.* Dem kleinen „weltoffenen" Wesen muß buchstäblich vom ersten Augenblick an die Welt offenstehen, offen für ständige zwischenmenschliche Kontakte, nicht nur mit Vater und Mutter, sondern auch für den Empfang von Entwicklungsreizen aus seiner eigenen Umwelt. Für sein späteres Verhalten ist es sehr wichtig, daß sich das Kind nicht als Eigentum seiner Mutter oder seiner Eltern erfährt oder als solches betrachtet wird. Die Liebe zum kleinen Kind als dem nur „Niedlichen" ist oft nichts anderes als eine schlecht nach außen projizierte Eigenliebe.

Auch muß der weibliche Nachkommenschaft mißachtende Wunsch nach einem Sohn der Vergangenheit angehören. Die ungleiche Werthaltung gegenüber Knaben und Mädchen hat schon viel Unglück und Leid gebracht.

Es taucht die Frage auf, ob man die Erziehungsprobleme nicht einfach im Sinne des Bibelwortes lösen könnte, wonach Liebe alles vermag: „. . . sie erträgt alles, glaubt alles, hofft alles, duldet alles." Doch wenn wir dieses Wort im Verhältnis zu unserem Kind in die Tat umsetzen wollen, bemerken wir leider bald, daß es mit der Liebe allein in der Erziehung nicht getan ist.

Angesichts des häufigen Versagens der menschlichen Beziehungen innerhalb unserer hochkomplexen Gesellschaftsstrukturen müssen Mutter *und* Vater mehr als bisher angeregt werden, sich auf ihren Nachwuchs intensiv vorzubereiten. Nur die Errichtung von hochqualifizierten **Elternschulen** – was derzeit mangels geeigneter Lehrkräfte schwer realisierbar erscheint – wird eine solide Ausbildung in dieser Richtung ermöglichen. Man sollte überlegen, ob nicht gewisse staatliche Zuwendungen an den Besuch eines Elternschulungsprogramms gebunden werden könnten, genauso wie gewisse Untersuchungen der schwangeren Mutter verlangt werden. Solche Vorbereitungen der Eltern könnten Aufnahme in den in Österreich seit mehreren Jahren eingeführten Mutter-Kind-Paß finden, der dadurch eine logische Ausweitung zu einem **Eltern-Kind-Paß** erfahren würde.

Durch den heute bestehenden Mutter-Kind-Paß wird die allgemein praktizierte Ausschließung des Vaters von der Vorbereitung auf die Geburt des Kindes geradezu bestätigt, ein Mangel, der durch den Eltern-Kind-Paß behoben wäre.

Ferner wäre es wünschenswert, der Verbreitung kindgerechter Erziehungsmethoden auch in den Massenmedien gebührend Platz einzuräumen. Der ausführlichen Berichterstattung über Gewalttätigkeit im allgemeinen und besonders auch in der Familie sollte in allen Medien ein entsprechendes Gegengewicht in Form von Informationen über gewaltlose Kommunikations- und Erziehungsformen gegenübergestellt werden.

11. Entwicklung im 2. Lebensjahr

Während der **Gewichtszuwachs** im 1. Lebensjahr etwa 6 kg beträgt, nimmt das Kind im 2. Lebensjahr nur 2–3 kg zu. Am Ende dieser Lebensperiode wird eine **Körperlänge** von ca. 87 cm erreicht, mit geringfügigen Abweichungen nach oben bei Knaben, nach unten bei Mädchen. Noch mehr als beim Säugling müssen wir uns jetzt davor hüten, den Gesundheitszustand des Kindes maßgeblich nach dem Körpergewicht zu beurteilen. Aus einem runden Säugling wird nun ein verhältnismäßig schlankes, ja sogar graziles Wesen, dessen Rippen oft deutlich durch die Haut durchschimmern.

In dieser Altersperiode manifestiert das Kind einen unermüdlichen Bewegungsdrang und Wissensdurst, verbunden mit einem unersättlichen Tätigkeitsverlangen. In einem erstaunlichen Tempo werden neue Kenntnisse und Fähigkeiten erworben. Ein physisch und psychisch gesundes Kind, an dem nicht bereits jetzt „herumerzogen" wird, ist stets gut gelaunt. Kaum aus dem Schlaf erwacht, gibt es sich vergnügt; es verhält sich unkompliziert im Kontakt mit seiner gesamten Umwelt.

Haben **Gehversuche** schon vor dem 1. Geburtstag noch nicht zum Erfolg geführt, kann man damit rechnen, daß das Kind in den folgenden drei Monaten lernen wird, allein zu gehen. Wenig später schon krabbelt es auf allen Vieren die Stufen hinauf; es kann sich schon bücken, um mit seinen Händchen einen Gegenstand zu ergreifen, und es gelingt ihm, sich ohne Hilfe wieder aufzurichten.

Mit eineinhalb Jahren vermag es bereits ein paar Stufen im sogenannten **Kinderschritt,** also immer dasselbe Bein nachziehend, hinaufzusteigen, vorausgesetzt, daß es sich an einem Geländer oder an der Mauer festhalten kann. Mit etwa 20 Monaten klettert das Kind ohne fremde Hilfe auf einen Stuhl, und gegen Ende des 2. Lebensjahres geht es ganz ohne irgendwelche Stütze, aber immer noch im Kinderschritt treppauf-treppab. Hier muß darauf hingewiesen werden, daß für die Entwicklung des kindlichen Fußes das **Barfußgehen** am zweckmäßigsten ist. Wenn Schuhe getragen werden müssen, ist unbedingt auf die richtige Größe und Weite des Schuhwerks zu achten (80% der Kinder tragen zu kleine Schuhe). Eine leichte **X-Bein-Stellung** ist gegen Ende des 2. Lebensjahres normal; sie verschwindet nach ein bis zwei Jahren wieder. Auch hat das Kind jetzt einen mehr oder weniger ausgeprägten physiologischen Knickfuß und Scheinplattfuß. Vor sinnlosen orthopädischen Behandlungen sogenannter Fußdeformitäten, die keine sind, weil sie sich im Laufe der Jahre vollkommen normalisieren, kann nicht genug gewarnt werden. Um im Einzelfall zu entscheiden, ob die Stellung des Fußes noch innerhalb normaler Grenzen liegt – eine Entscheidung, die nicht immer leicht ist –, sollte ein erfahrener Kinderarzt beigezogen werden.

Viele Eltern begehen den Fehler, mit ihrem Kind in diesem frühen Alter zu wenig zu sprechen, weil sie annehmen, sie würden ohnehin nicht verstanden. Seit man weiß, daß jedes 10. Kind zwischen zwei und zehn Jahren an irgendeiner Sprachstörung leidet, wird mehr und mehr darauf verwiesen, daß gutes Sprechen schon im frühen Kindesalter für die geistige und seelische Entwicklung des späteren Menschen unerläßlich ist: *„Der Mensch ist nur Mensch durch die Sprache"* (Wilhelm von Humboldt).

Das Kleinkind nimmt viel von dem, was man mit ihm spricht und was es um sich herum hört, passiv auf und verwertet es erst in einer kommenden Lebensperiode. Zuneigung, innige Beziehung und Wärme werden nicht allein durch körperlichen Kontakt vermittelt, sondern auch durch die Sprache. Deshalb sollten Eltern und die nächsten Angehörigen ihr kleines Kind nicht nur regelmäßig auf den Arm nehmen, sondern auch mit ihm sprechen, und zwar in der ganz normalen Sprache mit ihrem normalen Wortschatz. Das Kind wird später, wenn es lernt, selbst zu artikulieren, dabei viel weniger Schwierigkeiten haben. Die Gründe für Sprachfehler, wie etwa Stottern im 2. und 3. Lebensjahr, liegen sehr oft im psychischen Bereich der ersten Kindheit.

Das **Vokabular** des 14 Monate alten Kindes besteht aus etwa drei bis fünf sinnvollen Wörtern, und es vermag bereits einige Gegenstände richtig zu benennen. Auch befolgt es schon kleine Aufträge wie „Bring mir . . . " etc. Mit eindreiviertel Jahren bildet das Kind die ersten Zwei-Wort-Sätze; als Zweijähriges kennt es 50 bis 250 Worte, aber auch schon Drei-Wort-Sätze kommen zustande. Früher oder später wird es die Babysprache aufgeben, was seitens der Eltern gefördert werden sollte.

Freilich gibt es in der Sprachentwicklung sehr große individuelle Unterschiede, die aber alle noch im Bereich der Norm liegen können, besonders wenn sich erkennen läßt, daß das Kind die Sprache gut versteht. Es gibt viele Beispiele bedeutender Menschen, die erst verhältnismäßig spät zu sprechen begonnen haben.

Spielen ist vorwiegend Nachahmung und lustbetontes Lernen. Es ist somit eine bedeutungsvolle und ernsthafte Angelegenheit. Erfahrungsgemäß bevorzugen Kinder auch noch in diesem Alter einfaches Spielzeug; sie unterhalten sich damit am ausgiebigsten: leere, kleine, aber auch große Schuhschachteln, gebrauchte Fahrscheine, Töpfe, Deckel, Schnüre – je farbiger und bunter, desto besser. Viel Spaß bereitet ihnen Spielzeug, das sie auf Rädern hinter sich herziehen können. Eine größere „Leistung" wird das Kind noch nicht zuwege bringen. Es wird versuchen, zunächst mit zwei oder drei, später mit vier, fünf Würfeln einen Turm zu bauen. Sobald das Kind geht, wird sukzessive fast jeder Bereich für sein kindliches Spiel verfügbar werden.

Es zeigt noch wenig Kreativität. Sein Spiel ist in dieser Altersstufe vor allem eine Widerspiegelung seines Gefühlslebens. Die Zärtlichkeit, deren es noch in so großem Maße bedarf, projiziert es auf seine Spielgefährten: Es liebkost Puppen, Teddybären und andere Tiere und ahmt mit seinem Gebaren die Erwachsenen seiner Umgebung nach. Es ist dies ein deutliches Beispiel sozialen Lernens, dessen Bedeutung schon jetzt nicht hoch genug eingeschätzt werden kann. In keiner Kindheitsphase muß den Eltern so eindringlich von Strafen abgeraten werden.

Farben, Bilder, Töne und Musik üben auf das Kind große Faszination aus und schulen die jetzt immer wichtiger werdenden Sinne: das Hören und das Sehen.

Gegen Ende des 2. Lebensjahres gestaltet sich das Spiel zusehends phantasievoller. Man sieht es dem konzentriert spielenden Kind an, daß es zu schöpferischem Denken angeregt wird. Verwendet das Kind ein Spielzeug nicht sinngemäß, sollten die Eltern nicht sofort kategorisch eingreifen und damit seine Persönlichkeitsentfaltung stören.

Als eigentliches Spielalter betrachten wir das 3. und 4. Lebensjahr. Mit zunehmendem Alter bewahrt das Spiel das Kind vor Langeweile und Angst.

Erziehung zur Sauberkeit (auch Reinlichkeitsgewöhnung bzw. Toilette-Training genannt) ist keineswegs ein „wichtiger Erziehungsinhalt", wie viele meinen oder wie in Lehrbüchern heute noch zu lesen ist. Die Ausscheidungsfunktionen durch Erziehungsmaßnahmen wie Strenge und Zwang, übertriebene Konsequenz oder gar Strafen möglichst frühzeitig zu beeinflussen, hat sich als schädigend erwiesen. Ein Kind, das im 2. Lebensjahr dazu gebracht werden soll, „seine Bedürfnisse anzumelden", ist sicher dann überfordert, wenn sein Nervensystem, das die Beherrschung der Ausscheidungen ermöglicht, noch nicht ausgereift ist. Gewinnt eine Mutter den Eindruck, daß ihr Kind schon um die Wende zum 2. Lebensjahr Bereitschaft zeigt, den Topf zu benützen, kann sie ja versuchen, Stuhl und Harn „abzufangen". Nicht selten wird sie dabei Glück haben, doch einen Erziehungsehrgeiz daraus zu entwickeln, wäre total verkehrt. Die meisten Kinder werden gegen Ende des 2. Lebensjahres oder etwas später zunehmend in der Lage sein, ihre Ausscheidungen zu regulieren, und von dem Moment an ist ihre Bereitschaft zur Sauberkeit – mit Ausnahmen – am größten. Die Erfahrung lehrt, daß vorangegangene **Dressurakte** sich bei dieser Entwicklung eher nachteilig auswirken können. So kommt es als Folge verfrühter Bestrebungen zum Beispiel nicht selten vor, daß ein Kind, das bereits sauber war, eines Tages den Stuhl wieder zurückhält und durch nichts dazu zu bewegen ist, das schon gewohnte Töpfchen zu benützen. Die zahlreichen Fehler, die bei der Angewöhnung einer systematischen Entleerung begangen werden, können hier nicht näher zur Sprache kommen. Wichtig ist, daß, wie gesagt, weder übertriebene Strenge noch nachdrücklicher Zwang auf das Kind ausgeübt werden. Natürlich kann man es durch liebevolle Ansprache dazu anhalten, sich aufs Töpfchen zu setzen. Dadurch wird dem Kind kein seelischer Schaden erwachsen, wie heutzutage zuweilen überängstliche Eltern befürchten. Mit Geduld muß man abwarten, bis sich nach einigen Wochen oder Monaten alles eingespielt hat. Sobald Kinder sauber sind, sollte man versuchen, die Windeln ganz wegzulassen, damit dem Kind die eigene Körperkontrolle erleichtert wird. Wickelt man weiter, so kann dies geradezu einer Aufforderung zum Beschmutzen und Einnässen gleichkommen. Es ist bekannt, daß das Sauberwerden in weniger zivilisierten Ländern kaum zu einem Problem wird, weil das Kind, das man aus ökonomischen Gründen nicht wickelt, keine Gelegenheit hat, sich an beschmutzte Windeln zu gewöhnen. Es meldet sich bereitwillig.

Das **Spielen mit den Geschlechtsteilen** ist im 2. Lebensjahr eine normale Erscheinung. Das Kind „erforscht" seinen Körper, läßt aber von dieser Beschäftigung meist von selbst wieder ab. Durch den drohenden Finger (pfui!), einen bösen Gesichtsausdruck oder einen Klaps auf die spielende Hand dem Kind zu verstehen zu geben, daß man sein „erotisches" Verhalten mißbilligt, ist falsch. Äußerungen des Ekels und Abscheus kennzeichnen das Fehlverhalten von Eltern oder Pflegepersonen. Durch solches Verhalten wird dem Kind schon in frühester Jugend das schlechte Gewissen eingepflanzt, das später zum Motor der gestörten Sexualität wird. Dem in vielen Erziehungsbüchern empfohlenen Weg, das Kind vom Sexuellen ganz einfach abzulenken, kann der Autor nicht beipflichten. Anderseits ist hier kein Raum, um die heute so aktuellen Probleme der Sexualerziehung zu behandeln. Es sei daher auf eine Stelle des kürzlich erschienen Buches von E. Bornemann „Reifungsphasen der Kindheit, sexuelle Entwicklungspsychologie", Bd. 1, Kapitel: Zweites Lebensjahr, S. 105–122, verwiesen, in dem der Autor erstmals die sexuelle Entwicklung des Kindes in präzisen, nach Altersstufen gegliederten Phasen beschreibt.

IV. ERNÄHRUNG: STILLEN IM MITTELPUNKT

1. Stillen: (beinahe) ein Allheilmittel

Die Abnahme der Stillfrequenz und Stilldauer in den vergangenen zwei Jahrzehnten ist bei uns eine Realität, mit der man sich auseinandersetzen muß. Diese bedauernswerte Entwicklung hat nicht nur in den meisten zivilisierten Ländern, sondern auch in vielen Gegenden der dritten Welt, parallel zu der Vervollkommnung einer physiologisch einwandfreien künstlichen (besser: unnatürlichen) Ernährung des Säuglings, in großem Ausmaß Platz gegriffen. Naturgemäß mußte es aber, wie aus zahlreichen Zeitungsartikeln und Leserbriefen in Frauenzeitschriften hervorgeht, eines Tages dazu kommen, daß junge Frauen selbst ihren Unmut äußerten und den Widerstand gegenüber gewissen stillfeindlichen Praktiken vieler Entbindungsanstalten organisierten. So hat denn vor etwa 20 Jahren in den USA das alarmierende Sinken der Stillfrequenz, das schon Ende der fünfziger Jahre einen nahezu katastrophalen Tiefpunkt erreichte, zur Gründung der „La Leche League" (LLL) geführt. Aus dieser Vereinigung stillender Mütter wurde in der Folge eine weltweite Bewegung, die seit einigen Jahren auch in der Bundesrepublik Deutschland, in der Schweiz und in Österreich außerordentlich aktiv ist. Sie räumt nunmehr gründlich mit dem mehr als bedauerlichen, stillfeindlichen Trend auf, dem man ganz einfach unter dem Motto: „Stillen ist unmodern" nachlebte. Man muß hoffen, daß der heute erkennbare Gesinnungswandel, nämlich die Bereitschaft der Frauen, ihre Kinder zu stillen, nicht nur auf die Mütter der Mittel- und Oberschicht beschränkt bleibt, sondern daß die weltweit neu gewonnene, positive Haltung alle Bevölkerungsschichten erfassen wird.

Die Ursachen, die zu den niedrigen Stillfrequenzen und dem drastischen Zurückgehen der Stilldauer geführt haben, sind ohne Zweifel vielschichtig. Die Schuld am geringen Stillwillen junger Mütter nur der Industriepropaganda, die auf die Leistungsfähigkeit der künstlichen Produkte hinweist, in die Schuhe zu schieben, ist ebenso unrealistisch, als wollte man zum Beispiel für die Bewegungsarmut der hochzivilisierten Menschen die intensive Werbung der Autoindustrie verantwortlich machen. Eher müßte anerkennend vermerkt werden, daß nicht zuletzt die kaum mehr zu steigernde Qualität der Industrieprodukte auf dem Sektor der Säuglingsernährung an dem spektakulären Rückgang der Säuglingssterblichkeit in fast allen europäischen und in vielen außereuropäischen Ländern bedeutenden Anteil hat.

Der Autor, der, wie er meint, seit Jahrzehnten überzeugend seine Argumente für eine Renaissance des Stillens vorgebracht hat, konnte über eine lange Zeitspanne hinweg nur wenig Beifall finden. Ja, er wurde zuweilen unrichtigerweise als Stillfanatiker bezeichnet. Es ist erfreulich, daß sich seit neuem jüngere Wissenschafter dafür einsetzen, mit den irrigen Vorstellungen über die Ursachen der hohen Hypogalaktiequote (Milchmangel) aufzuräumen. Um zu einer Umorientierung beizutragen, mögen hier einige zu Wort kommen. Ihre Auffassungen decken sich exakt mit jenen des Autors.

So äußert sich der ordentliche Professor für Kinderheilkunde in Bogotà (Kolumbien), Ernesto Plata Rueda, wie folgt: „Aus mancherlei Gründen ist der Rückgang des Stillens in aller Welt als die schwerwiegendste Veränderung des menschlichen Verhaltens im Laufe der Geschichte bezeichnet worden. Wirtschaftlich gesehen ist dieser Rückgang ähnlich bedeutsam wie die Energiekrise, denn hier werden natürliche Ressourcen mißachtet, die insbesondere in den armen Entwicklungsländern von unschätzbarem Wert sind. Es ist überraschend, daß die Ärzteschaft dieser beunruhigenden Entwicklung passiv gegenüberstand oder sie nur allzuoft unterstützte. Zwar sind zahlreiche Faktoren für den Rückgang der Stilltätigkeit verantwortlich, doch geht man den Gründen für die frühzeitige Entwöhnung nach, so zeigt sich meistens, daß ein Arzt beteiligt war. Zwar bezeichnen sich die meisten Ärzte (insbesondere die Kinderärzte) als glühende Verfechter der Brusternährung, doch in der Praxis setzen sie sich kaum für eine Förderung ein, sondern haben eher einen hemmenden Einfluß."

Professor O. Tönz (Kinderarzt) aus Luzern, ein Referent am Stillseminar in Wien im Frühjahr 1979, führte zu dieser Problematik aus: „Grundsätzlich falsche Vorstellungen hatten und haben vor allem jene Ärzte, die glauben, das Stillen sei durch rational medizinisches Denken und Organisieren in den Griff zu bekommen. Wenn von den Faktoren, die zum Rückgang der Stilltätigkeit geführt haben, die Rede ist, so werden immer wieder die im Laufe des 19. Jahrhunderts einsetzende Industrialisierung, die Verstädterung, die Bequemlichkeit der Frau und ihre übertriebenen Sorgen um ihre Figur, die Nahrungsmittelindustrie und überhaupt unsere Gesellschaft angeklagt. Aber kein Mensch spricht von den Ärzten. Und doch möchte ich behaupten, daß diese eine Hauptschuld trifft. Selbstverständlich möchte ich keine Vorwürfe an unsere Lehrer und Vorfahren machen, aber in einer Hinsicht haben sie sich grundsätzlich geirrt. Sie wollten auch die Normalvorgänge des Lebens, die normale Geburt und was damit zusammenhängt, in den medizinischen Griff bekommen und haben damit Geburt und Wochenbett medikalisiert. Dabei haben sie aus puritanischen hygienischen Vorstellungen, aus Organisationsfreude und Ordnungssinn für den klinischen Betrieb, das Kind von der Mutter getrennt. Dieser Eingriff des Medizinmanns in die natürlichen Vorgänge war Frevel. Natürlich konnte er damals, vor 50 oder 70 Jahren, nicht ahnen, daß diese Periode für die ganze Mutter-Kind-Beziehung so wichtig ist, daß hier der Mensch noch Instinkte aus grauer Vorzeit in unsere Gegenwart hinübergerettet hat, Instinkte, die das Verhalten von Mutter und Kind in den ersten Lebensstunden und -tagen prägen und auch für die spätere harmonische Entwicklung so ausschlaggebend wichtig sind. Der fehlende oder nur rudimentäre Mutter-Kind-Kontakt in den ersten Lebenstagen ist wohl einer der Hauptgründe für den Rückgang des Stillens."

2. Stillwilligkeit

Die Behauptung „Jede Frau kann stillen, wenn sie nur will", ist unzutreffend und irreführend. Sorgfältig durchgeführte Befragungen von Schwangeren haben ergeben, daß fast alle Frauen (96%) absolut glaubhaft bereit sind, ihr Kind zu stillen, daß aber nur ein Bruchteil davon ausreichend stillt. *Stillwille ist nicht mit Stillfähigkeit gleichzusetzen.* Wie soll eine *stillwillige* Mutter in einer Entbindungsanstalt, in der kein „guter Stillgeist", kein „gutes seelisches Stillklima" herrscht, *stillfähig* sein? Ungenügende und ungeduldige Stillanleitung durch überlastetes oder mangelhaft ausgebildetes Pflegepersonal, unsachgemäße Stilltechnik, ungerechtfertigtes Nachfüttern des Säuglings zum raschen Ausgleich der physiologischen Gewichtsabnahme in den ersten Tagen nach der Geburt sind wichtige Faktoren, welche die Stillfähigkeit der Mutter beeinträchtigen. Wie vor einiger Zeit anläßlich eines Fortbildungskurses für Geburtshelfer und Kinderärzte festgestellt wurde, sind selbst in gutgeleiteten Kliniken fachliche Lücken und Unzulänglichkeiten auf dem Gebiet des Stillwesens zu beobachten. Und wie soll eine durch unseren neurotisierenden Alltag unausgeglichene und verunsicherte werdende oder junge Mutter ein klares Bild über die Bedeutung des

Stillens gewinnen, wenn sie etwa in einem Ratgeber, der eine Millionenauflage (B. Spock) erreicht hat, liest: „Das große Trara um die Wichtigkeit der Muttermilch ist nicht ganz gerechtfertigt"? Oder wenn sie in der Tagespresse Berichte von medizinischen Kongressen zu Gesicht bekommt, in denen Wissenschafter von Rang behaupten: „Bei rund einem Drittel aller Erstgebärenden genügt die eigene Milch zur richtigen Ernährung des Säuglings quantitativ und qualitativ einfach nicht . . . Die medizinische Beweisführung für die Überlegenheit des Stillens steht, wie wir gezeigt haben, auf recht schwachen Füßen." Unter solchen Voraussetzungen muß jedem bewußt werden, daß es ungerecht wäre, die Mütter für eine mangelnde Bereitschaft bzw. Ausdauer zum Stillen verantwortlich zu machen. Sie sind die bedauernswerten Opfer einer unerfreulichen Entwicklung, deren Wurzeln, wie die obenerwähnten Ergebnisse von Befragungen deutlich bezeugen, nicht im primär fehlenden Stillwillen liegen. Die ganze Problematik ist wissenschaftlich leider noch zuwenig erforscht; die erarbeiteten Auseinandersetzungen der Ärzte mit der derzeitigen Situation beruhen auf vorwissenschaftlichem Verständnis und auf ganz persönlichen Einstellungen.

Auf Fragen, die der Autor immer wieder jungen Müttern gestellt hat, wie: „Weshalb haben Sie nicht gestillt?" oder „Warum haben Sie nur so kurze Zeit gestillt?", werden Argumente vorgebracht, die sich nicht selten auf gewissen hemmenden Einwänden von Ärzten aufbauen und eine negative Auswirkung auf den Stillwillen bzw. die Stillfähigkeit haben. Einige wenige Antworten sollen hier stellvertretend für Dutzende solcher Antworten wiedergegeben werden: „Freunde/Verwandte/Geburtshelfer haben mir vom Stillen abgeraten. Das Kind zog die Flasche der Brust vor. Ich hatte das Bedürfnis nach körperlicher Ruhe. Ich war nicht der richtige Typ zum Stillen. Ich wurde krank. Ich wollte wieder essen und trinken, wozu ich Lust hatte. Ich habe eine zu kleine/zu große Brust. Ich hatte Angst vor Brustkrebs. Ich wollte eine Distanz zum Kind wahren. Usw."

Unter den Problempunkten spielen die kosmetischen Erwägungen, man wolle „seine Figur nicht verlieren" oder man wolle „keinen Hängebusen bekommen" als psychologisches Moment, das geeignet ist, einen negativen Einfluß auf das Stillen auszuüben, eine bedeutende Rolle. Vor allem bei jüngeren Frauen bestimmt – meistens unter dem Einfluß des Partners – die Befürchtung, durch das Stillen ein frühzeitiges Welken der Brüste herbeizuführen, ihre ablehnende Haltung. Tatsache jedoch ist, daß eine schöngeformte Brust durch das sachgemäße Stillen ebensowenig zu einer Hängebrust wird wie ein straffer Bauch infolge der Schwangerschaft zu einem Hängebauch. Die Form der Brust ist vor allem konstitutionell (erbmäßig) bedingt. Eine gewisse Lockerung des Brustgewebes tritt während der Schwangerschaft infolge der in den Drüsen vor sich gehenden Veränderungen ein und ist nicht zu vermeiden. Der Autor kennt Frauen, die mehrere Kinder über ein Jahr gestillt haben, deren Brustform aber dadurch kaum in Mitleidenschaft gezogen wurde. Anderseits gibt es kinderlose Frauen, deren Brüste ihre gute Form frühzeitig verlieren. Die Natur hat es so eingerichtet, daß eine relativ lange Stillzeit (etwa ein halbes Jahr), verbunden mit langsamem Abstillen, vom kosmetischen Standpunkt aus die besten Resultate ergibt, wogegen ein sofortiges oder zu rasches Abstillen nach der Geburt das ästhetische Aussehen der Brust negativ beeinflußt. Wenn eine Frau sagt: „Jetzt habe ich nicht gestillt und meine schöne Brust trotzdem nicht wiedererlangt", so geht sie von einem falschen Standpunkt aus, denn hätte sie ein paar Monate gestillt und dann langsam abgestillt, wäre dies mit aller Wahrscheinlichkeit für die Kosmetik der Brust vorteilhafter gewesen.

Das Stillen ist ein seelisch-körperliches (psychosomatisches) Geschehen, deren es bekanntlich unzählige gibt. Die negative körperliche Reaktion des mütterlichen Organismus in bezug auf die Stillfähigkeit erfolgt über Reize und Impulse des vegetativen Nervensystems (Wechselspiel von Sympathikus und Parasympathikus), die aus der gesellschaftlichen Umwelt stammen. Stillunfähigkeit ist demnach ein psychosomatisches Symptom wie viele andere „funktionelle" Störungen, z. B. Magen-Darm-Geschwüre, Erbrechen oder Durchfälle. Die Stillunfähigkeit, deren Geschichte noch nicht geschrieben ist, muß in dem Ausmaß, wie sie sich in den USA und in Europa verbreitet hat und in manchen Gegenden der Erde eben dabei ist, sich auszuweiten, eigentlich als Volksseuche betrachtet werden.

Die in jüngster Zeit feststellbaren (psycho-)therapeutischen Erfolge bei der Förderung der Stillfähigkeit durch die Entscheidungsbereitschaft der Mütter, ihr Kind zu stillen, sind ausschließlich den von Laien ausgehenden Informationsgruppen der erwähnten LLL-Organisationszentren zu verdanken. Leider beschränkt sich die Tätigkeit dieser Gruppen derzeit noch fast ausschließlich auf die sozialen Mittel- oder Oberschichten.

Weitere dringende Maßnahmen zur Bekämpfung der hohen Hypogalaktiequote wären die sofortige Aus- und Fortbildung des medizinischen Personals und eine nicht hoch genug einzuschätzende Aufklärungskampagne durch die *Massenmedien*. Publikationen und

Leserbriefe in Illustrierten und Frauenzeitschriften über das Stillen waren bisher ohne Zweifel verdienstvoll. Sie haben Alarmzeichen gesetzt. Beschämend genug ist, daß sich erst jetzt Gesundheitsbehörden und ärztlich-wissenschaftliche Einrichtungen veranlaßt sehen, koordinierte Aktionen zur Verhütung weiterer Fehlentwicklungen einzuleiten, damit die Entfremdung des Menschen, die Lösung aus der ihm vorgegebenen Ordnung seines leiblichen und seelischen Daseins nicht weiter fortschreitet. Zu dieser brennenden Problematik unserer Zeit gehört in erster Linie auch das Stillen.

Die Möglichkeiten, die sich heute bieten, um physisches und psychisches Wohlbefinden von Mutter und Kind zu garantieren, sind so groß, daß nahezu jedes Hindernis überwunden werden kann.

Stillen ist keine Kunst, doch sind zwischen Mutter und Kind wechselseitige Lernprozesse erforderlich. Ein Kind an der Brust zu ernähren, ist das Natürlichste auf der Welt, eine von der Natur bestens vorbereitete Angelegenheit. Die Kliniken sollten daher optimale Bedingungen ermöglichen (siehe dazu ausführlich Kapitel: Rooming-in), sodaß sich das Stillen allmählich erfolgreich einspielen kann.

Über das bei uns schon vielerorts praktizierte Rooming-in und die Rolle des Vaters in den ersten Lebenstagen des Kindes besitzen wir heute ganz konkrete Erfahrungen. Von diesen ausgehend, sollte nunmehr eine breite psychohygienische Diskussion unter Ärzten, Psychologen und Pädagogen geführt werden, welche eine Seele und Geist umfassende Gesundheitspflege sowie eine vertretbare Neugestaltung der Situation rund um den Lebensbeginn zum Gegenstand hat und nach deren Ergebnis Reformen der derzeitigen Methoden vorzunehmen wären.

Stillen nach den Bedürfnissen des Säuglings soll nicht ein Privileg jener Mütter sein, die keine Hemmungen haben, es unter Umständen auch in der Öffentlichkeit zu tun. So natürlich es ist, daß ein Säugling schreit oder weint, wenn er Hunger verspürt, so selbstverständlich sollte es für eine Mutter sein, sofort das zu unternehmen, wodurch er „ruhig und still" wird. Diese Handlung drückt sich in dem schönen Wort „stillen" aus. Solange es bei uns als Verletzung des Anstands und der guten Sitten sowie als Verstoß gegen das „gesunde Volksempfinden" gilt, wenn eine Mutter öffentlich stillt, solange leben wir noch befangen in einer Art „Überschußrepression" durch unsere gesellschaftlichen Formen, die uns heute problematisch erscheinen und die verändert werden sollten. Anstatt, wie dies in manchen Ratgebern geschieht, viele Seiten für Empfehlungen aufzuwenden, wie man „diskret" stillt, wäre es vernünftiger, auf die Idylle im sonnigen Süden hinzuweisen, wohin so viele Mittel- und Nordeuropäer reisen und wo sie sich über das „unzüchtige Stillen" unter den Augen Dritter nicht aufregen. Vorurteile und Borniertheit dürfen Mutter und Kind nicht isolieren. Stillen muß nicht unbedingt „im stillen" vor sich gehen. Bemerken stillende Mütter eine ablehnende Haltung ihrer Umgebung, verlieren sie die notwendige Stillfreudigkeit; Stillwille und Stillfähigkeit schwinden.

3. Die Tätigkeit der Milchdrüsen (Laktation)

Das Milchdrüsengewebe besteht aus Milchbläschen und Milchgängen, die im Laufe der Schwangerschaft zu sogenannten Drüsenläppchen (Brustdrüsen) aussprossen, in denen später die Milchbildung stattfindet. Der Busen der werdenden Mutter nimmt in dieser Zeit an Volumen beträchtlich zu, ganz besonders im zweiten Drittel der Schwangerschaft. Diese Entwicklung erfolgt unter der Wirkung von Hormonen aus dem Mutterkuchen und aus dem Eierstock, der das befruchtete Ei geliefert hat. Bei der Geburt des Kindes befindet sich die mütterliche Brustdrüse erst im Stadium der Sekretionsbereitschaft, aber noch nicht in jenem der Sekretion selbst. Die Milchbildung in den einzelnen Zellen jeder Drüse kann erst beginnen, wenn der Mutterkuchen ausgestoßen ist, da dieser Hormone produziert, die einen hemmenden Einfluß auf das Milchbildungshormon (Prolaktin) aus dem Vorderlappen des Hirnanhangs (der Hypophyse) ausüben. Die Ausscheidung der restlichen hemmenden Hormone und die eigentliche Milchbildung nehmen einige Tage in Anspruch. Die Nahrungsmengen, welche das Kind in dieser Zeit benötigt bzw. trinkt, sind noch sehr gering, sodaß Produktion und Bedarf in einem naturgegebenen Verhältnis zueinander stehen. Auch bei vorzeitiger Geburt, also unabhängig vom errechneten Geburtstermin, setzt die Milchproduktion durch den Abgang des Mutterkuchens ein, mit anderen Worten, in dem Moment, wo Milch gebraucht wird. Die Beschaffenheit der Milchdrüsen unterscheidet sich am Tag der Entbindung nur wenig von jener in den letzten Wochen der Schwangerschaft.

Während der mehrtägigen Periode des Ingangkommens der Drüsentätigkeit verändert die ausgeschiedene Milch ihre Zusammensetzung ganz wesentlich. Anfänglich hat sie die Eigenschaften der **Vormilch (Kolostrum),** wie sie schon vor der Entbindung in der Brustdrüse gebildet wird. Gegenüber der fertigen Frauenmilch ist dieses frühe Milchdrüsensekret im allgemeinen wasserärmer, konzentrierter, sodaß der Nährwert zur Zeit der noch niedrigen Trinkmengen des Kindes gewaltig erhöht ist (Eiweißgehalt 3–9%!). Dadurch werden dem Kind relativ mehr Kalorien (Joule) zugeführt, als dies bei einer gleichen Menge fertiger Frauenmilch der Fall wäre. Der Kaloriengehalt schwankt zwischen 1000 und 1500 Kalorien pro Liter! Wird das Kolostrum infolge unnötiger Tee- oder Frauenmilchfütterung nicht voll konsumiert und die Milchdrüse dadurch nicht genügend in Anspruch genommen, geht der Nährwert des Kolostrums durch Rückresorption des Zucker- und Eiweißanteils zurück, sodaß seine großen Vorzüge stark herabgesetzt werden.

Abgesehen von der beträchtlichen Kalorienzufuhr liegt der qualitative Wert des Kolostrums in seinem hohen Gehalt an schützenden Abwehrstoffen (Antikörpern), die an „bluteigene" Eiweißsubstanzen gebunden sind. Sie sind mit Schutzstoffen (Immunglobulinen) des mütterlichen Organismus beladen, die eine Abwehr gegen jene pathogenen Keime bilden, mit denen sich der mütterliche Organismus im Laufe des Lebens auseinandersetzen mußte.

Das unterschiedliche Aussehen des Brustdrüsensekrets gibt gelegentlich Anlaß zu Unsicherheiten und Zweifeln, die aber absolut unbegründet sind. Das auf Druck aus der Brustwarze hervorquellende milchige Sekret hat anfänglich eine ausgesprochen sattgelbe Farbe, die vom Karotin herrührt, einer Vorstufe des Vitamin A, welches der kindliche Organismus erst später selbst produziert. Es ist auch vollkommen normal, wenn sich gleichzeitig oder auch statt des gelblichen Sekrets eine trübwässrige, klebrige Flüssigkeit auspressen läßt, und es darf dies nicht zu dem Fehlschluß führen, die Frau habe eine „wässrige" Milch.

Wenn auch Flaschenkinder, oberflächlich betrachtet, ohne Kolostrum ausgezeichnet zu gedeihen scheinen, soll nicht vergessen werden, daß es neben den bereits bekannten immunbiologischen und ernährungsphysiologischen Vorteilen mit großer Wahrscheinlichkeit noch weitere positive Eigenschaften des Kolostrums gibt, die man in der Zukunft sicher nachweisen können wird. Für manche Frühgeborene und besonders für Säuglinge, deren Abwehrsysteme noch nicht genügend entwickelt sind, ist das Kolostrum als ein „besonderer Saft" anzusehen.

Man pflegt die in den ersten zwei Tagen abgesonderte Milch als **Frühkolostrum,** die am 3. und 4. Tag, also zur Zeit des „Milcheinschusses" gebildete, als **Spätkolostrum** zu bezeichnen. Daran schließt sich eine Periode an, in welcher man von **„Übergangsmilch"** spricht, deren Beschaffenheit allmählich in die der **„reifen**

Milch" übergeht. Bei normaler Milchbildung und Entleerung sollte der Übergang spätestens nach dem 10. bis 14. Tag vollzogen sein, doch kann sich das Übergangsstadium auch über den ganzen ersten Monat hinziehen. Die oben beschriebenen, jeweiligen Milchperioden scheinen hinsichtlich des Nährstoffbedarfs und der Abwehrstoffe den entsprechenden kindlichen Bedürfnissen ideal angepaßt zu sein.

Dieses Einhergehen einer kontinuierlich angepaßten Muttermilchproduktion mit den Fähigkeiten des Säuglings, seine Nahrung zu verarbeiten, sichert zunächst sein optimales physisches Gedeihen, wie es durch keine andere Ernährungsart zu erreichen ist.

Schon die Erfahrung am Beginn dieses Jahrhunderts hat gezeigt, daß mit einer groben Angleichung von Tiermilch an Frauenmilch das Problem der **künstlichen Ernährung** nicht zu lösen ist. Zum besseren Verständnis der Situation dienen folgende Angaben:

	Frauenmilch	Kuhmilch
Eiweiß	1,2–1,5 %	3,5%
Fett	3,5–4,0 %	3,5–4,0%
Zucker	6,0–7,0 %	4,0–5,0%
Salze	0,25%	0,7%

Obwohl der Nährwert der Kuhmilch derselbe ist wie jener der Frauenmilch (etwa 680–700 Kalorien pro Liter), bestehen – wie aus der Tabelle hervorgeht – weitgehende Unterschiede in der Zusammensetzung.

Die Abweichungen der beiden Milcharten beschränken sich jedoch nicht nur auf die mengenmäßige Beschaffenheit der einzelnen Hauptbestandteile: So ist zum Beispiel die Muttermilch im Gegensatz zur Kuhmilch nicht nur ausgesprochen eiweißarm; es bestehen darüber hinaus auch noch weitgehende Abweichungen in der *qualitativen* Zusammensetzung der Inhaltstoffe, vor allem gerade der Eiweißkörper: Das Milcheiweiß besteht aus Käsestoff (Kasein) und Molkeneiweiß (Albumin bzw. Globulin). In der Frauenmilch überwiegt das Albumin, während in der Kuhmilch mehr Globulin enthalten ist, weshalb die Frauenmilch als Albuminmilch, die Kuhmilch hingegen als Globulinmilch bezeichnet wird.

Die Eiweißbausteine der Muttermilch, d. h. ihre Aminosäuren, sind ihrer chemischen Struktur zufolge genau auf den Organismus des Säuglings abgestimmt. Bei ihrer Ausscheidung belasten sie in keiner Weise die Nieren durch etwaige Harnstoffbildung. Dagegen sind gewisse in der Kuhmilch vorhandene Aminosäuren, die in der Frauenmilch nicht vorkommen, für das Entstehen von Allergien beim Kind verantwortlich.

Auch die Fette der Frauenmilch bzw. der Kuhmilch sind chemisch strukturell verschieden. Und ähnliches gilt auch für den in der Milch vorhandenen Milchzucker sowie für die Salze.

Die bis heute für die künstliche Ernährung verwendete Tiermilch kann, in welcher Industrieform auch immer sie verwendet wird, trotz aller großartigen Erfolge der Adaptierung (siehe Kapitel: Künstliche Ernährung) die natürliche, menschliche, arteigene Milch niemals vollkommen ersetzen. Die Ernährung eines Säuglings mit artfremder Milch ist etwas „Künstliches", ist ein Ersatz, dem naturgemäß die Mängel eines solchen anhaften. Ohne zwingenden Grund darf man deshalb ein Kind in der ersten Lebenszeit dieser unvollkommenen Nahrung niemals aussetzen. Wenn man heute eine neunmonatige Gesamtstillzeit empfiehlt und für eine möglichst fünf Monate währende, ausschließliche Ernährung an der Mutterbrust eintritt, so geschieht dies deshalb, weil damit – besonders auch unter ungünstigen sozio-ökonomischen Bedingungen – die Erhaltung der körperlich-seelischen Gesundheit von Mutter und Kind am besten gewährleistet ist. Natürlich kann ein Säugling, vor allem wenn es der nicht stillenden Mutter gelingt, durch ein harmonisches Verhältnis zu ihrem Kind trotzdem ein „Stillklima" zu schaffen, bei den heute zur Verfügung stehenden künstlichen Milchen auch physisch ausgezeichnet gedeihen. Eine solche Lösung ist, wie gesagt, möglich; sie bedarf aber fachgerechter Anweisungen, die einerseits von berufener Seite nicht immer gegeben und anderseits nicht von jeder Mutter mit gleichem Einfühlungsvermögen realisiert werden. Unter Berücksichtigung der eben erwähnten Schwierigkeiten und vor allem aus prophylaktischen Gründen sollte man sich, wenn die Voraussetzungen erfüllt sind, für das Stillen an der Mutterbrust entscheiden.

Wenn heute die Morbidität (Erkrankungsfälle) von Flaschenkindern selbst in den sogenannten zivilisierten Ländern immer noch doppelt so hoch ist wie bei Brustkindern, so liegt dies, wie schon im Zusammenhang mit der Vormilch beschrieben, auch an den antiinfektiösen und antiallergischen Eigenschaften der *reifen* Muttermilch. Durch diese werden dem Kind eine Reihe von Abwehrfaktoren und Immunstoffen zugeführt. Der Gehalt an spezifischen Antikörpern, die auf das Kind übergehen, bleibt in dessen Darm stabil. Dadurch ist das Kind gegen alle pathogenen Keime und Allergene geschützt, vor allem gegen solche, die in der unmittelbaren Umwelt der Mutter anzutreffen sind und gegen die sie selbst resistent (widerstandsfähig) ist. Es ist bekannt, daß mit Muttermilch ernährte Säuglinge kaum an Meningitis (Hirnhautentzündung), Nierenentzündungen oder an Eiweißallergien erkranken bzw. daß diese Krankheiten milder verlaufen, als dies bei Kindern mit Ersatznahrung der Fall ist.

Der Schutz gegenüber **Nahrungsmittelallergien** muß deshalb als ganz wesentlicher Faktor hervorgehoben werden, da diese an Häufigkeit zuzunehmen scheinen. Das gefährdende Kuhmilcheiweiß Beta-Laktoglobulin ist derzeit das am meisten verbreitete Nahrungsmittelallergen im Kindesalter überhaupt: Etwa 1% der künstlich ernährten Kinder leidet an Kuhmilchallergie. Durch Vermeidung künstlicher Nahrung während des 1. Lebens*halb*jahres ist vor allem eine Kuhmilchallergie ausgeschlossen, und zudem erhält die überwiegende Mehrzahl der kindlichen Allergiker echte Chancen, Allergien allgemein auszuweichen.

Die reife Muttermilch ist reich an **Leukozyten,** wobei 90% dieser Zellen Makrophagenfunktion erfüllen, d. h. die Fähigkeit haben, Viren und Pilze zu vernichten. Des weiteren stärken bestimmte **Lymphozyten,** die aus dem mütterlichen Blut über die Milch in den Darm des Kindes gelangen, dessen Widerstandskraft. Bei einer Darminfektion der Mutter steigt der Gehalt an Antikörpern in der Muttermilch.

Aufgrund neuerer Untersuchungen wird die Ansicht vertreten, daß durch die Ernährung mit Muttermilch in den ersten Lebensmonaten zentralnervöse Mechanismen für ein gesundes, nach den jeweiligen physischen Bedürfnissen geregeltes Nahrungsverlangen sorgen. Mit Muttermilch gefütterte Säuglinge leiden im späteren Leben viel seltener an sogenannten Zivilisationskrankheiten, wie etwa Bluthochdruck, Diabetes, Fettsucht, Arteriosklerose. Es gibt Untersuchungen, die darauf hinweisen, daß gestillte Kinder in Schul- und Intelligenzleistungen nichtgestillten voraus sind. Der sogenannte **Krippentod** im Säuglingsalter ist bei gestillten Kindern nachweislich signifikant seltener als bei Flaschenkindern. Möglicherweise spielt die mangelnde Infektionsabwehr bei nichtgestillten Kindern in dem dramatischen Geschehen eine verhängnisvolle Rolle. Die näheren diesbezüglichen Zusammenhänge sind z. Zt. allerdings noch nicht klargelegt.

Dem Kind, das in den ersten sechs Monaten ausschließlich gestillt wird, werden durch die reife Muttermilch alle erforderlichen Vitamine in absolut ausreichender Menge zugeführt. Dabei ist sein Bedarf an Vitamin A, B, C, E und K wohl eher gering, sodaß bei einer normal ernährten Mutter kein Vitaminmangel durch den Konsum des Säuglings zu befürchten ist. Auf den ausgleichenden Genuß von Rohobst und Gemüse, der jedoch nicht übertrieben werden soll, wird noch hingewiesen.

Außer den obenerwähnten Vitaminen ist in der Muttermilch das antirachitische Vitamin D enthalten. Von der antirachitischen Wirkung der Muttermilch wußte man schon immer, doch erst in jüngster Zeit wurde einwandfrei festgestellt, daß sie dem in ihr vorkommenden Vitamin D zu verdanken ist. Solange Säuglinge voll gestillt werden – das ist heute erwiesen –, kann man auf einen künstlichen Zusatz von Vitamin D verzichten. Sobald Kinder aber nicht mehr voll gestillt werden, müssen sie Vitamin D-Tropfen erhalten.

Es wird behauptet, zur Verhütung der späteren **Zahnkaries** sollte schon von Geburt an Fluor verabreicht werden, und zwar wird empfohlen, dem Kind täglich eine Tablette Zymafluor zu 0,25 mg zu geben. Man darf aber sicher sein, daß das Kind während der Stillzeit durch die Brustmilch ausreichend Fluor erhält. Um jedoch absolut kein Risiko einzugehen, verschreibt man der Mutter eine Zymafluortablette zu 1 mg zur täglichen Einnahme.

Kuhmilch enthält dreimal soviel (0,7 mg) **Mineralsalze** (Kochsalz, Kalzium, Phosphor u. a.) wie Frauenmilch (0,25 mg). Die Natur hat es so eingerichtet, daß die in der Muttermilch enthaltenen Salze sozusagen vollständig durch den Darm in den kindlichen Organismus gelangen. Die Mineralsalzarmut hat also den Vorteil, daß die Nieren durch eventuelle Ausscheidung nur gering belastet werden. Mineralstoffe und Wasserhaushalt stehen in einem direkten Verhältnis und gehören zusammen: Wenn gestillte Kinder einen Wasserverlust erleiden (z. B. bei Durchfallerkrankungen oder bei hohem Fieber), kann es im Gegensatz zu künstlich ernährten Kindern zu keinem gefährlichen Salzüberschuß kommen, weil die Salze nur in relativ bescheidenen Mengen vertreten sind.

Eine Anämie (Blutarmut) aus Eisenmangel findet man bei gestillten Kindern nicht. Die gute Aufnahme von Eisen aus dem Magen-Darm-Trakt durch den kindlichen Organismus ist dem Enzym (Ferment, Gärstoff) Laktoferrin zu verdanken, das man nur in der Muttermilch feststellt und an welches das Eisen gebunden ist. Laktoferrin hat zudem die wertvolle Eigenschaft, daß es bakteriostatisch, d. h. wachstumshemmend auf pathogene Keime wirkt, die zu ihrem Gedeihen ungebundenes Eisen benötigen. Für einen gesunden, normalgewichtigen Säugling genügt die Eisenzufuhr durch die Muttermilch vollkommen.

4. Brustpflege während der Schwangerschaft und Stillzeit

Schon in den ersten drei Monaten nach der Empfängnis verspürt die schwangere Frau hormonbedingt ein Ziehen bzw. eine Spannung in den Brustdrüsen. Damit wird die Veränderung dieser Organe eingeleitet, in denen sich nicht nur das eigentliche Drüsengewebe, sondern auch das Binde- und Fettgewebe vermehrt. Bald vergrößert sich der Warzenhof ebenfalls; er wird dunkler und empfindlich. Schon in dieser Zeit wird ein milchähnliches Sekret (Kolostrum) produziert, das bei Druck auf die Brust aus der Warze austritt. Durch die manchmal beträchtliche Zunahme des Brustvolumens kann es zum Zerreißen elastischer Fasern in der Haut kommen; es bleiben dann bläulich-rote Streifen zurück (Striae), ähnlich wie man sie in der Schwangerschaft infolge Überdehnung der Haut auch am Bauch, an den Hüften und den Oberschenkeln gelegentlich wahrnimmt. Nach der Geburt blassen diese Streifen im allgemeinen wieder ab.

Die **Brustwarzen** ragen jetzt normalerweise gut heraus und versteifen sich bei Berührung, d. h. sie sind erektil. Manchmal aber liegen sie im Hautniveau; man nennt sie dann **Flachwarzen.** Auch diese lassen sich immer noch leicht fassen, was bei den unter dem Hautniveau liegenden **Hohlwarzen** (auch Schlupfwarzen genannt) nicht der Fall ist.

Die Frage der Schwangeren, ob sie im Hinblick auf die Beschaffenheit ihrer Brust in der Lage sein wird, ihr Kind zu stillen, kann ausnahmslos positiv beantwortet werden. Für das Stillen spielt die Beschaffenheit der Brust eine untergeordnete Rolle, ob klein und unscheinbar, groß und fettreich, ist nicht ausschlaggebend.

Leider wird – eine Ausnahme machen hier England und die skandinavischen Länder – die **Pflege der Brustwarze** während der Schwangerschaft besonders in den deutschsprachigen Ländern sträflich vernachlässigt. Wenn es auch Frauen gibt, die in der Zeit des Stillens mit ihrer Brust keine Schwierigkeiten haben werden, so ist es doch ratsam, durch gewisse Maßnahmen eventuellen Komplikationen ganz allgemein vorzubeugen. Tägliches Waschen der Brüste mit kaltem Wasser während der Schwangerschaft fördert die Durchblutung und ist daher sehr zu empfehlen. Mit Rücksicht auf die Empfindlichkeit der Brustwarzen ist es am besten, wenn auf Seife verzichtet wird; sie trocknet die Haut zu stark aus und begünstigt das Zustandekommen von Einrissen (Schrunden und Rhagaden). Dazu disponiert sind besonders rothaarige und hellhäutige Frauen. (Die immer noch üblichen Alkoholabwaschungen und das Abbürsten der Brust ergeben meist ein eher negatives Resultat.) Eine gute Abhärtung wird durch eine vernünftige Sonnenbestrahlung und Luftbäder erreicht. Widerstandsfähiger werden die Warzen auch durch das zeitweilige Weglassen des Büstenhalters, da dann die Unterwäsche eine konstante, leichte Massage auf die Brustwarze ausübt.

Während der letzten Schwangerschaftsmonate gehört zur guten täglichen Brustpflege das Vorziehen und Drehen der Brustwarze, um die Fältchen an der Warzenbasis, wo sich mit Vorliebe Schrunden bilden, auszuebnen. Ganz besonders angezeigt ist diese vorbeugende Behandlung bei Hohlwarzen, wobei allerdings nicht mit Sicherheit damit gerechnet werden kann, daß die Prozedur zum gewünschten Erfolg führt. Selbstverständlich darf man dabei nicht mit trockenen Fingern vorgehen. Am besten verwendet man zu diesem Vorziehen und Drehen der Brustwarze (sparsam) *reines Lanolin,* das zwar klebrig ist, aber den Vorteil hat, unparfümiert zu sein. Auch später, beim Stillen, kann es zur Pflege der Brustwarzen weiterhin benützt werden; es ist nicht nötig, daß es weggewischt wird. Bei Allergien gegenüber Wolle kommt Lanolin allerdings nicht in Frage, da Wollfett die Basis dieses Produktes bildet. Man verwende in diesem Fall eine andere geeignete Salbe.

Sehr wichtig ist es auch, sich schon gegen Ende der Schwangerschaft mit der Technik der Brustmassage vertraut zu machen: Die Brüste werden abwechselnd mit leicht eingeölten oder eingecremten Händen umfaßt, und es werden streichende Bewegungen vom Brustansatz zur Brustwarze hin, unter mehrmaliger Änderung der Position der Finger, ausgeführt. Durch die Massagebewegungen sollen möglichst alle Milchkanäle erreicht werden. Die Schwangere gewinnt auf diese Art ein Gefühl für ihre Brust, das ihr später bei eventuell auftretenden Stauungen zugute kommt. Wenn bei diesem Streichen etwas Vormilch austritt, ist es nur zu begrüßen, da sich dadurch die Milchkanäle öffnen. Dies ist insbesondere bei Frauen mit Flach- bzw. Hohlwarzen die beste Prophylaxe gegen die in der Stillperiode nicht selten auftretende, unangenehme Empfindung einer überfüllten Brust.

Aus Erfahrung weiß man, daß Frauen, deren Brüste beim Liebesspiel von ihrem Partner stimuliert werden, Still- und Warzenprobleme oft erspart bleiben.

Eine Methode, die Hohlwarze schon in der Zeit der Schwangerschaft erfolgreich zu korrigieren, kommt aus England. Es handelt sich um die sogenannten „Brustschilder" (breast-shields), die sich dort außerordentlich bewährt haben. Sie bilden einen Hohlraum über der abgedeckten Brustwarze, die durch Saugwirkung herausgezogen wird. Diese Schilder werden aus Glas oder Plastik hergestellt und können ganz einfach in den Büstenhalter hineingelegt werden, ohne daß sie die Trägerin stören oder von außen auffallen.

Bei der stillenden wie bei der schwangeren Frau bedarf es in bezug auf die Brustpflege keiner besonderen hygienischen Maßnahmen. Das heißt, die Pflege der Brust besteht ausschließlich in der üblichen Reinigung: tägliche Waschungen mit Wasser und evtl. neutraler Seife; saubere Leibwäsche versteht sich von selbst. Immer werden noch da und dort die Warzen vor jedem Anlegen mit Borwasser „desinfiziert", was überhaupt keinen Wert hat, da gewöhnliches Wasser den gleichen Dienst tut. Das Anlegen des Kindes erfordert keinerlei „Rituale". Gegen mögliche Keime der Mutter ist das Kind geschützt. Auch Salben- oder angetrocknete Milchreste auf der Brust schaden dem Kind nicht.

Bei dem sehr häufig vorkommenden Aussickern der Milch während der Milchpausen legt man ein reines, weißes Stofffleckchen, ein sauberes Taschentuch oder hydrophyle Gaze auf. Verliert die Stillende durch spontanes Aussickern beträchtliche Milchmengen, spricht man von **Galaktorrhoe** (Milchfluß): Die Milch tropft oder ergießt sich in feinem Strahl aus der einen Brust, während das Kind an der anderen saugt. Empfindet die Mutter das reichliche Benetzen der Leibwäsche als lästig, kann sie mit sogenannten **Milchauffanghütchen** (in Wien „Schildkröten" genannt) die Milch abfangen. Diese Glasrezipienten kann man leicht mit dem Büstenhalter an die Brust fixieren. Sie haben ein ähnliches Aussehen wie die erwähnten „breast-shields".

Baden ist während der Stillzeit natürlich ebenso erlaubt wie Schwimmen. Wenn der Stillenden die **Sauna** vor der Schwangerschaft zu einer angenehmen Gewohnheit geworden ist, kann sie diese auch jetzt besuchen.

5. Die stillende Mutter

Die Annahme, gewisse Speisen der normalen Erwachsenenkost könnten dem Kind über den Weg der Muttermilch schaden, ist unbegründet. Anderseits werden stillenden Müttern hinsichtlich der **Ernährung** oft Speisen, gegenüber denen sie eine ausgesprochene Abneigung empfinden, als milchtreibend, ja zu einer richtigen Milchbildung geradezu als erforderliche Ernährungsgrundlage aufgezwungen. Zuweilen wiederum wird der Mutter davon abgeraten, Obst zu essen, oder es wird ihr dies sogar verboten, und zwar mit dem Argument, Obstgenuß fördere das „Wundwerden" des Kindes, was aber tatsächlich in den seltensten Fällen zutrifft. Sollte wirklich einmal ein Verdacht in dieser Richtung bestehen, kann man natürlich jederzeit versuchen, das Obst – selbstverständlich nur vorübergehend – vom Speisezettel zu streichen.

Als Faustregel gilt, daß die Stillende jene Kost zu sich nehmen soll, die sie gewohnt ist, die ihr schmeckt und die sie erfahrungsgemäß gut verträgt. Sowohl Unter- wie Überernährung sind zu vermeiden; eine zu reiche Kost schon deshalb, weil die stillende Mutter im allgemeinen zu Fettansatz neigt. Die für eine ausgiebige Milchproduktion theoretisch zu berücksichtigende, vermehrte Nahrungszufuhr ist nicht notwendig, da die stillende Mutter ohnehin durch einen gesteigerten Appetit ihre Nahrungsaufnahme automatisch in der gewünschten Weise regelt.

Die Meinung, die Bildung von Muttermilch komme durch den Genuß von Milch leichter zustande, weil „Milch besser Milch macht", ist irrig. Frauen, die zu Verstopfung neigen, ist von einem vermehrten Milchkonsum eher abzuraten. Täglich ein Glas Milch oder ein Joghurt genügen vollkommen. Das Verbot von blähenden Speisen hat nur dann eine Berechtigung, wenn die Mutter selbst durch deren Genuß von Blähungen geplagt wird. Wenn eine stillende Mutter Orangen, Zitronen, Gurken, Zwiebeln, Knoblauch und andere saure Speisen gerne ißt, muß man ihr davon nicht grundsätzlich abraten. Zeigen sich als Folge beim Kind irgendwelche Unverträglichkeiten, ist immer noch Zeit genug, den Speisezettel der Mutter zu ändern. Ernährungsprobleme können sich mütterlicherseits insbesondere dann ergeben, wenn das zu stillende Kind zu allergischen Reaktionen neigt, die sich in Hautausschlägen und (seltener) in Nabelkoliken äußern. Eine ausgewogene gemischte Kost, die eine genügende Zufuhr von Rohobst und Gemüse gewährleistet, wird sowohl den Vitamin- wie den Kalziumbedarf des Säuglings decken. Eine ausgesprochen **vegetarische Kost,** wie sie gelegentlich empfohlen wird, muß als zu einseitig angesehen und daher abgelehnt werden.

Gegen **mäßigen Alkoholgenuß** in Form von Bier oder Wein während der Stillzeit ist nichts einzuwenden, insbesondere dann nicht, wenn eine bestimmte Alkoholsorte, zum Beispiel ein Glas Sekt, von der stillenden Mutter als „milchtreibend" empfunden wird. Wahrscheinlich handelt es sich dabei allerdings bloß um eine nützliche Suggestivwirkung. Eine Tasse Mokka dann und wann ist erlaubt, da Koffein nur in geringer Menge in die Milch übergeht. Die Stillende braucht also keineswegs all ihre geliebten Essensgewohnheiten aufzugeben. Viel wichtiger ist, daß sie sich entspannt, was ihr natürlich nur schwer gelingen kann, wenn ein Großteil ihrer üblichen Gepflogenheiten unter einem gewissen Zwang aufgegeben werden muß.

Nach neuesten Forschungsergebnissen soll ein mäßiger Nikotingenuß von etwa fünf Zigaretten pro Tag keine schädlichen Auswirkungen auf das Kind haben. Nach Ansicht des Autors handelt es sich aber eher um eine riskante Konzession. Ist eine Frau nicht imstande, sich auf diese wenigen Zigaretten zu beschränken, sollte sie versuchen, sich ein **absolutes Rauchverbot** aufzuerlegen. Es ist angezeigt, in diesem Zusammenhang auf eine Unsitte hinzuweisen, der eine wesentliche Bedeutung zukommt: das Rauchen der Zigarette bis auf einen winzigen Stummel. In diesem Stummel sind die schädlichen Stoffe, vor allem Nikotin, in hoher Konzentration vorhanden; also lieber sechs halbe Zigaretten pro Tag als ein oder zwei total abgerauchte. Immer wieder liest man auch in einschlägigen Arbeiten über die Gefahr des Passivrauchens.

Die allgemein gebräuchlichen **Medikamente,** wie etwa Aspirin, gehen, in kleinen Mengen eingenommen, nur minimal in die Milch über, sodaß in dieser Beziehung keine Bedenken bestehen. Vorsicht ist allerdings bei Abführmitteln und gewissen Beruhigungsmitteln geboten. Es gibt heute Listen bei Ärzten und in Stillbüchern, die über die Verträglichkeit bzw. Nebenwirkungen von Medikamenten für das gestillte Kind gut orientieren.

Schädlingsbekämpfungsmittel (Pestizide, Insektizide, Biozide) sind Substanzen, die in den ersten 25 Jahren nach dem 2. Weltkrieg von der Industrie hergestellt und hauptsächlich zur Insektenbekämpfung verwendet wurden (z. B. DDT). Die Bevölkerung ist durch die Presse mit Schlagzeilen wie „Gift in der Muttermilch" alarmiert und verunsichert worden. Es sind Artikel erschienen, in denen vor einer Verseuchung gestillter Kinder durch solche Pestizide gewarnt wird. Diese reichern sich tatsächlich (im Ablauf der Nahrungskette Pflanze-Tier-Mensch) im menschlichen Fettgewebe bis zu einer gewissen, unter Umständen schädlichen Konzentration an. Es handelt sich um schwer abbaubare, organische Substanzen, die auch im Fett der Muttermilch meßbar nachgewiesen werden können („Schadstoffe").

Großangelegte Untersuchungen konnten aber bestätigen, daß in keinem einzigen Fall ein Säugling auf dem Wege über die Muttermilch durch Pestizide gesundheitlichen Schaden davongetragen hat.

Die gelegentlich geäußerte Befürchtung, zufolge einer langen Stilldauer (also etwa ein Jahr oder mehr) könnten doch zu viele

Giftstoffe in den Körper des Kindes gelangen, ist leicht zu entkräften: Ein interessanter und komplizierter Reinigungsprozeß im Organismus der Mutter sorgt dafür, daß die Milch „sauberer" wird, je länger sie stillt. Zudem ist ein Teil der gefährdenden Substanzen in der Landwirtschaft in Mitteleuropa schon seit zehn Jahren verboten. Wir können heute bereits von einer rückläufigen Entwicklung im Hinblick auf eine derartige Verseuchung sprechen. Berichten zufolge sind Schadstoffe in Frauenmilchproben in der Schweiz seit 1971 auf etwa die Hälfte zurückgegangen; aus der Bundesrepublik Deutschland liegen ähnliche Erfahrungsberichte vor. Die Probleme mit den Pestiziden dürften demnach bei uns weitgehend der Vergangenheit angehören. Um die derzeitige Situation weiter zu verbessern bzw. um zu verhindern, daß neuerlich Gefahren durch Rückstände aus Pflanzenschutzmitteln in der Muttermilch entstehen, ist in Zukunft eine gezielte, wirksame Prüfung von importierten sowie von im Lande erzeugten Lebensmitteln auf ihren Schadstoffgehalt zu fordern.

Die Frage „Gibt es **schlechte Muttermilch**?" muß hier noch beantwortet werden. Mangelndes Gedeihen oder immer wieder auftretende chronische Durchfälle beim Brustkind sind nicht, wie fälschlicherweise oft angenommen wird, auf irgendeinen „Milchfehler" zurückzuführen. Nicht in der Nahrung, sondern in der Konstitution des Säuglings liegt die Ursache solcher Störungen. Kinder mit den erwähnten Symptomen gänzlich abzustillen, weil vermutet wird, die verabreichte Muttermilch sei qualitativ „schlecht", wäre ein „Kunstfehler". Denn gerade diese Kinder bedürfen der besten Heilnahrung, die es gibt, nämlich der arteigenen Milch. Die Behandlung der erwähnten Erscheinungen besteht in der Zufuhr von gewissen Nährgemischen. Diese Nährgemische, die ein- bis zweimal pro Tag an Stelle von Muttermilch verabreicht werden und die einen relativ hohen Eiweißgehalt aufweisen, dämpfen die meist bestehenden Darmentzündungen ab bzw. sie bringen sie zur Abheilung.

Daß eine abnormal zusammengesetzte Muttermilch produziert werden kann, wie dies immer wieder in der Literatur vermerkt wird, ist nicht zu bestreiten, doch zählt dies sicher zu den extremen Seltenheiten und braucht praktisch nicht ins Kalkül gezogen zu werden. Unter hunderttausend Neugeborenen, die der Autor im Laufe von 35 Jahren beobachten konnte, ist kein derartiger Fall aufgetreten.

Bezüglich der **Pille** ist zu sagen, daß stillende Mütter sie nicht nehmen dürfen. Die Pille kann die Milchproduktion hemmen, vor allem aber beeinträchtigt sie die Qualität der Milch. Abgesehen von diesen beiden Fakten sind bis heute aber sicherlich noch nicht alle, unter Umständen negativen Auswirkungen der in der Pille enthaltenen Hormone abgeklärt.

Vollstillen hat wohl eine empfängnisverhütende Wirkung, bietet aber praktisch doch zuwenig Sicherheit. Als **Verhütungsmittel** kommt während der Stillzeit aus vielerlei Gründen nur das Kondom in Frage.

Die **Menstruation,** die bei sehr vielen Frauen einige Wochen nach der Entbindung wieder einzusetzen pflegt, bietet keine Veranlassung zum Abstillen. Wenn sie überhaupt einen Einfluß auf den Organismus des Kindes ausübt, handelt es sich höchstens um weiche Stühle (Veränderung der Milch mit den Charakteristiken der Vormilch), die bald wieder verschwinden.

Auch eine **neuerliche Schwangerschaft** ist kein Anlaß zum sofortigen Abstillen. Weder braucht man ihre Unterbrechung durch das Saugen des Kindes zu befürchten, noch bestehen irgendwelche Anhaltspunkte für eine schädigende Wirkung der Schwangerschaft auf die Qualität der Milch. Unter Umständen, z. B. bei Müdigkeit oder Reizbarkeit der Mutter, kann man sich aber zum Abstillen deshalb leichter entschließen, weil das Kind ja bereits ein Alter erreicht hat, in dem das Aufgeben der natürlichen Ernährung keinerlei Gefährdung mehr bedeutet. Es kommt jedoch auch nicht selten vor, daß eine Schwangere ihr Kind bis zur Geburt des nächsten weiterstillt, ja anschließend sogar beide Kinder gleichzeitig an der Brust ernährt; man spricht dann vom „Tandem-Stillen".

6. „Stillfähigkeit", Muttermilchüberschuß bzw. Muttermilchmangel

Zahlreiche Fakten sprechen für die **Stillfähigkeit** fast aller Mütter. Beobachtungen in Flüchtlings- und Internierungslagern während des letzten Weltkrieges, wo die Stillfrequenz 96% bis nahezu 100% betrug, offenbarten, in welchem Ausmaß die Mütter tatsächlich stillfähig sind, wenn es um Sein oder Nichtsein des Kindes geht. Der Autor selbst hat, gestützt auf seine eigenen Wahrnehmungen in den von ihm in den ersten Jahren nach 1945 geleiteten Neugeborenenstationen verschiedener Entbindungsanstalten, berichten können, daß 98% der Mütter dazumal diese Anstalten stillend (davon 85% vollstillend) verlassen haben. Viele der teilstillenden Mütter wurden in der Folge zu Hause zu vollstillenden. 52%, also mehr als die Hälfte der kontrollierten Mütter, wiesen sogar eine Hypergalaktie auf, d. h. einen durch Abpumpen gewonnenen Milchüberschuß. Er war so beträchtlich (bis zu 2000 Liter pro Jahr allein in einer Entbindungsanstalt), daß Kinder, die zum Überleben der natürlichen Ernährung bedurften, während vieler Wochen und Monate mit Frauenmilch „aufgezogen" werden konnten. (Es ging dabei um Frühgeborene, schwerkranke Säuglinge in Krankenhäusern, um Kinder, deren Mütter gestorben waren.) Die Gewinnung dieses Milchüberschusses war *damals eine lebensrettende Notwendigkeit;* heute dient uns diese Erfahrung als Beweis, daß nicht die **Hypogalaktie** (Milchmangel), sondern die **Hypergalaktie** (Milchüberschuß) das Normale ist. Die aus jener Zeit in den Entbindungsanstalten noch vorhandenen Aufzeichnungen wären ein eingehendes Studium wert.

Ein vollständiger Milchmangel, eine **Agalaktie,** d. h. ein angeborenes Fehlen des Milchdrüsengewebes, kommt praktisch nicht vor. Auch ein Versagen der Brust infolge mangelnder Entwicklung des Drüsenkörpers dürfte zu den größten Seltenheiten gehören. Wenn heute eine Mutter „keine Milch" hat, so handelt es sich sozusagen ausnahmslos bloß um eine hochgradige Hypogalaktie, die wegen Ausbleibens der notwendigen Gegenmaßnahmen einen Zustand erreicht hat, der mit einem völligen Milchmangel gleichzusetzen ist.

Soweit Forschungsergebnisse vorliegen, stillen heute in den meisten europäischen Ländern nach authentischen Angaben maximal nur drei von vier Müttern ihr Kind über einen kürzeren oder längeren Zeitraum, was bedeutet, daß in den letzten Jahren und auch heute noch ein Viertel bis ein Drittel aller Mütter ihr Kind überhaupt nie gestillt haben bzw. stillen. Den erwünschten Mindestzeitraum von mehr als drei Monaten erreichten in der Bundesrepublik Deutschland und in Österreich etwa 6–7%. Die Schweiz schneidet diesbezüglich besser ab als die beiden angeführten deutschsprachigen Länder. Auch in Schweden stillen heute, nach einem Tiefpunkt im Jahre 1972, wieder 30% der Mütter bis Ende des 4. Lebensmonats und nahezu 20% ein halbes Jahr. In nur sechs Jahren haben sich dort Stillfrequenz und Stilldauer mehr als verdoppelt. Bei gleichbleibendem Trend werden in Schweden in wenigen Jahren 60% der Mütter, wie im Jahre 1945, ihre Kinder vier Monate lang stillen.

7. Beginn des Stillens

Was das Kind nach der Geburt braucht, ist das Gefühl der Wärme, und zwar jener Wärme, die vom Leib der Mutter stammt, mit dem allein es bisher vertraut war. Es braucht die Empfindung der Geborgenheit, es braucht den mütterlichen Herzschlag, es braucht ihre Stimme, ihre Energie.

Sobald nach der Geburt die Umstände es erlauben, sollte das Kind an die Mutterbrust gelegt werden. Ob dies bereits während des Nähens des Dammschnittes geschieht oder vor der Durchtrennung der Nabelschnur, ist unwesentlich. Ist das Kind nicht schläfrig, so macht es schon bei der leisesten Berührung der Lippen oder auch der Wangen suchende Kopfbewegungen (**„Suchreflex"**). Nähert die Mutter ihre Brust dem Mund des Kindes, so ergreift dieses die Brustwarze samt Warzenhof und beginnt mit den ersten Saugbewegungen (**„Saugreflex"**). Ein starker Saugreflex bewirkt durch die Reizung der Brustwarzen deren Erektion (**„Brustwarzenaufrichtungsreflex"**); dadurch werden sie besser faßbar.

Man hat herausgefunden, daß etwa 30 Minuten nach der Geburt der Saugreflex des Neugeborenen seinen Höhepunkt erreicht. Diesen Moment sollte man ausnützen und das Kind bereits in der 1. Lebensstunde anlegen. Schon beim ersten Mal saugt manches Kind so selbstverständlich, als ob es dies schon immer getan hätte.

Ist das Neugeborene schläfrig und während einer gewissen Zeit nicht bereit, die Warzen zu fassen, weil es unter **Medikamenteneinwirkung** seitens der Mutter oder bei einem Kaiserschnitt unter Narkoseeinwirkung steht, so muß man sich in Geduld üben. In solchen Situationen sollte die Mutter das Neugeborene in den ersten Stunden (und Tagen) viel bei sich haben, viel „schmusen" und ihm Wärme geben. So wird sich das verspätete Erstanlegen nicht nachteilig auswirken.

Nochmals: Stillen ist keine Kunst, wie manche meinen. (Es ist nur – zivilisationsbedingt – störungsanfällig, wie andere Reproduktionsfunktionen des Menschen auch, wie Koitus und Geburt.) Jeder, der einmal einen Säugling beim Trinken an der Brust beobachtet hat, weiß, wie aktiv seine ersten Nah-„Wahrnehmungsorgane", nämlich Hände, Füße und der ganze sich anschmiegende Körper, an dem Akt der Nahrungsaufnahme beteiligt sind. Schon mit dem 1. Anlegen werden die offensichtlichen Bedürfnisse des Neugeborenen „gestillt", vielleicht aber auch solche, die wir noch gar nicht kennen bzw. nicht erforscht haben.

Das Stillen ist eine Liebesbeziehung zwischen Mutter und Kind mit einem starken elementaren, körperlich-sinnlichen Anteil. Das Saugen ist für beide Seiten nicht nur lustvoll und schön, wobei das Kind als aktiver Partner ein eigenes intimes Verhältnis zu seiner Mutter schafft, das dieser sehr viel „gibt". Ganz langsam reifen all seine Sinne heran, es er „greift" die Brust, hält sich an ihr fest, streichelt sie, während es seine Fingerchen langsam und fortwährend bewegt; es kratzt und krallt sich ein, steckt der Mutter das weiche Händchen in den Mund, schaut ihr tief in die Augen, bald lächelt es sie an.

Das Stillen sofort oder bald nach der Geburt hat für die Mutter auch eine *gesundheitsfördernde Wirkung,* die nicht außer acht gelassen werden soll: es beschleunigt die Lösung des Mutterkuchens, es wirkt aber auch auf die glatten Muskelfasern der Gebärmutter und begünstigt dadurch die Reinigung und die Rückbildung dieses noch vergrößerten Organs.

Ein zusätzlicher Vorzug des Kolostrums für das Kind ist sein abführender Effekt. Das Kindspech wird rasch aus dem Körper ausgeschieden; damit wird das Kind schneller hungrig. Logischerweise saugt das hungrige Kind eifriger, und als Folge davon setzt die Milchbildung rascher ein, was erwarten läßt, daß der noch bevorstehende Milcheinschuß ohne Beschwerden verlaufen wird.

Die Antikörper, die das schon im Kreißsaal – wenn auch oft nur in sehr geringen Mengen – getrunkene Kolostrum enthält, schützen das Neugeborene gegen etwaige Pathogenität der mütterlichen Keime. Dazu kommt, daß **nichtpathogene Keime,** welche die Haut der Mutter besiedeln, **pathogene Keime** der Umwelt vom Kinde fernhalten. Als in den letzten Jahren die sofortige Isolierung der Neugeborenen aufgegeben wurde, haben sich die eben erwähnten Erkenntnisse überraschend bestätigt: Entgegen den ursprünglich gehegten Befürchtungen entstehen durch den Kontakt zur Umwelt keine Gefahren.

Um eine Unterkühlung während des ersten Stillens im Kreißsaal zu vermeiden, kann man über dem Kind eine Wärmelampe anbringen oder auf das nicht oder nur wenig bekleidete Neugeborene nach einiger Zeit eine warme Decke legen. Es ist aber durchaus möglich, daß eine normale Kreißsaaltemperatur bei einem gesunden und reifen Kind ein Stimulans für das Einsetzen der Atmung bedeutet. Auch für das Gehirn ist es besser, wenn es nicht zu viel „Hitze" bekommt.

Es ist ein Vorurteil, zu glauben, ein neugeborenes Kind könne wegen des Schleims, der sich während der Geburt in Mund und Rachen angesammelt hat, beim frühen Stillen ersticken. Ein gesundes, reifes Neugeborenes niest mit Hilfe seines Rachenreflexes solche Sekrete aus, hustet sie aus oder schluckt sie mit ein wenig Kolostrum hinunter. Selbst wenn eine Luftröhren-Speiseröhrenfistel (eine Mißbildung, die 1:1000 vorkommt) übersehen worden wäre, würde verschlucktes Kolostrum, das fälschlicherweise in die Lunge gelangt, dieser weniger schaden als gegebenenfalls der so oft unnötigerweise angebotene Tee oder sonstige Flüssigkeiten.

Es ist schade, daß in vielen Gebärkliniken das sofortige Anlegen des Neugeborenen noch nicht üblich ist und dadurch der „Start" für die Milchproduktion verzögert wird. Aber abgesehen von diesem Nachteil wird das Stillen, wenn auch verspätet, so doch normal in Gang kommen. Jedenfalls sollte nicht zu früh Tee oder gar künstliche Nahrung (Flaschenmilch) gefüttert werden.

Allerdings muß manchmal der Arzt wegen eines Hungerzustandes in den ersten Lebenstagen, der zu einer **Übersäuerung** und **Unterzuckerung** (Hypoglykämie) führen könnte, Traubenzucker verordnen. Doch ist immer zu bedenken, daß gesunden Neugeborenen gewisse „Vorräte" mitgegeben wurden, weshalb man Tee und Zuckerwasser nicht routinemäßig verabreichen sollte. Solche Flüssigkeiten gibt man am besten mit dem Löffel oder mit einer Pipette, da das Trinken aus der Flasche unphysiologisch leicht gemacht wird, sodaß das Kind beim Anlegen an die Brust keine normale Saugkraft mehr aufbringen will und trinkfaul wird.

In den ersten Tagen nach der Geburt fließt die Vormilch in der Regel noch spärlich; nur bei Müttern, die schon einmal gestillt haben, fließt sie meist etwas reichlicher (es wurden schon bis zu 50 g gemessen).

Das eigentliche Ingangkommen der Milchabsonderung, als Folge des Ausscheidens von Schwangerschaftshormonen aus dem Körper der Mutter, kann manchmal nur zögernd erfolgen, geht aber meist ziemlich plötzlich vor sich. Die Bezeichnung **„Milcheinschuß"** ist daher sehr treffend. Er vollzieht sich im Verlauf von wenigen Stunden, gewöhnlich erst am 3. Tag nach der Geburt. Die Brüste werden größer, hart und prall, sie schmerzen bei Berührung oder aber auch ohne äußeren Anlaß. Sind die Beschwerden beträchtlich, helfen warme Umschläge vor dem Stillen, eventuell auch schmerzlindernde Tabletten. Ist das Kind durch die prallen Brüste beim Saugen behindert, entlastet man die Brust von der sich stauenden Milch durch Abdrücken mit der Hand oder mit der Milchpumpe, bis die Brust weicher wird. Nach längstens zwei Tagen, besonders bei genügender Entleerung, geht dieser Zustand vorüber und es kommt im Anschluß daran normalerweise zu einer ausgiebigen Milchabsonderung.

Es kann aber auch – und zwar gar nicht selten – der Fall eintreten, daß die Milchsekretion erst geraume Zeit nach der Wochenbettperiode, also nach ein bis zwei Wochen, richtig in Gang kommt.

Irrtümlicherweise wird dann fast immer angenommen, daß diesen anfänglichen Stillschwierigkeiten eine echte Stillunfähigkeit zugrunde liegt, was oft Anlaß zum Übergang auf Flaschennahrung bietet. Durch einen solchen Entschluß wird ein zukünftiges Stillen aber so gut wie sicher unmöglich gemacht.

Tatsächlich rührt die mühsam einsetzende Milchsekretion daher, daß die Brustdrüse noch nicht den Höhepunkt ihrer Aktivität erreicht hat, eine durchaus natürliche Erscheinung. Man orientiert sich diesbezüglich am besten anhand einer Zeile in Goethes Faust, die da heißt: „Es nimmt das Kind der Mutter Brust nicht gleich am Anfang willig an, doch bald ernährt es sich mit Lust." Im medizinischen Unterricht finden nämlich so wichtige, elementare biologische Fakten nicht einmal Erwähnung, geschweige denn, daß darauf eingegangen würde. Fest steht, daß so gut wie jede Mutter mit initialer Hypogalaktie (siehe Kapitel: Stillfähigkeit) durch richtige Lenkung, d. h. durch häufiges Anlegen oder mechanische Entleerung der Brust, zu voller Laktation gebracht werden kann.

8. Neuere Gesichtspunkte in der „Stillpraxis"

Manche Mütter machen sich Sorgen, *wie sie sich beim Stillen lagern und wie sie das Kind halten sollen,* damit sie ein optimales Resultat erreichen. Mit der Zeit entwickelt aber fast jede Mutter ein Gefühl für „ihre" richtige Methode, wenn sie dabei auch anfänglichen Schwierigkeiten begegnet. *Liegt* die Mutter besonders in der ersten Zeit lieber beim Stillen, dreht sie sich am besten etwas zur Seite und legt sich das Kind in Bauchlage schräg auf den Bauch, d. h. die Füße des Kindes liegen in der Hüftgegend der Mutter. Dabei wendet sich die Mutter fast automatisch so weit dem Kind zu, daß es die Brust bequem erreichen kann. So gelagert, kann das Kind ruhig durch die Nase atmen, ohne daß ihm die Brust die Nasenlöcher verschließt. Wenn Mütter stundenlang stillen, ist dies ein Beweis dafür, daß ihre Position falsch ist – meist mit leicht nach vorn geneigtem Oberkörper. Diese unbequeme Haltung verursacht den Müttern Rückenschmerzen. Zudem muß die Brust mit den Fingern von der Brustwarze weggedrückt werden, die Kinder „schlucken Luft" und entleeren die Brust nur ungenügend. Studien des Autors haben ergeben, daß Säuglinge, die durch das ausgesprochene Vornüberbeugen der Mutter praktisch auf dem Rücken bzw. auf der Seite liegend gestillt werden, zu vermehrtem Luftschlucken neigen. Niemals sollte die Hebamme mit dem „sogenannten sicheren Griff" das Kind an die Brust der Mutter pressen. Das ist für die Mutter ermüdend und enttäuschend, und für das Kind bedeutet dieses Vorgehen bereits einen ersten Zwang. Später, wenn die Mutter in einem bequemen Lehnstuhl sitzend stillt, soll sie Kopf und Rücken anlehnen können. Schläft das Kind während des Stillens ein, legt man es – natürlich in Bauchlage – ins Bettchen. Will die Mutter ihre Gelöstheit und ihre warmen Gefühle der Zuneigung nach dem Stillen weiter genießen und möchte sie sich von ihrem schlafenden Kind nicht trennen, legt sie sich am besten mit ihrem Kind in ihr Bett. Die Mutter riskiert nie, ihr Kind zu erdrücken, wie manchmal befürchtet wird. Aus Erfahrung wissen wir, daß Mütter, aber auch Väter – selbst in tiefem Schlaf – bei der leisesten Bewegung des Säuglings sofort zurückweichen.

Ob bereits in der Klinik, ob später zu Hause, pünktlich nach der Uhr zu stillen, wird heute abgelehnt, da man schon von den ersten Lebenstagen an deutliche Schwankungen im Rhythmus des Nahrungsverlangens des Säuglings beobachten kann. Wird das Kind nur dann gestillt, wenn es hungrig ist, entwickelt es eine starke Saugkraft, was wiederum die Milchbildung stimuliert. So hat sich die **Fütterung nach Bedarf** heute allgemein durchgesetzt (self-demand-feeding).

In der ersten Lebenszeit wird der Säugling etwa alle zwei bis drei (selten vier) Stunden die Brust verlangen; man wird ihn also etwa sieben- bis achtmal anlegen. In den ersten Monaten sind ein bis zwei **Nachtmahlzeiten** die Regel. Sie haben auch für die Aufrechterhaltung der Milchproduktion eine gewisse Bedeutung. Die Abstände zwischen den Mahlzeiten werden im Laufe der Zeit immer größer und richten sich auch weiterhin nach dem individuellen Nahrungsverlangen des Kindes.

Brustkinder empfinden genau, wann ihr Nahrungsbedarf gedeckt ist. Mütter, die den falschen Ehrgeiz haben, ein rasch zunehmendes, „rundes" Kind aufzuziehen, werden dabei nicht auf ihre Rechnung kommen. Frühzeitiges Zufüttern ist meist der Beginn vom Ende der natürlichen Ernährung.

Voraussetzung für das Gelingen des Stillens ist ein häufiges und kräftiges Saugen des Kindes an der Brust, wodurch zwei Reflexe ausgelöst werden, die zur Ausschüttung von Hormonen ins Blut aus der Hirnanhangdrüse führen: Durch den ersten Reflex gelangt **„Prolaktin"** zur Milchdrüse, wodurch die Produktion angeregt wird. Aber wichtiger noch ist der **Milchspende-Reflex** (auch Milchausscheidungsreflex oder **Let-down-Reflex** genannt). Bei diesem Reflex bewirkt das Hormon **„Oxytozin"** ein Zusammenziehen der Muskelfasern, die um die Milchdrüsenzellen liegen, wodurch die

Milch nach vorn in die Milchgänge gepreßt wird. Ohne diesen Reflex könnte der Säugling durch sein Saugen allein die Brustdrüse nicht entleeren. Dieser psychosomatische Reflex ist in hohem Maße von den Emotionen der Mutter abhängig. Funktioniert er gut, so wird er bereits ausgelöst, wenn die Mutter ihr Kind nur weinen hört oder wenn sie ans Stillen denkt. Der Reflex kann aber durch nervöse Hemmungen blockiert sein, etwa durch Angst vor dem Nicht-stillen-Können, die unter Umständen infolge geäußerter Zweifel aus der Umgebung noch gesteigert wird, oder auch durch mangelndes Selbstvertrauen, durch Abneigung gegen das Stillen, durch Schmerzen beim Anlegen sowie durch Aufregungen oder Sorgen verschiedenster Art. Es kann sein, daß kein Tropfen Milch kommt, obwohl die Brüste voll sind. Eine unfreundliche Person in der Umgebung der Stillenden kann großen Schaden anrichten. Eine gute Stimmung, körperliche und seelische Ruhe, Entspannung und liebevolle Betreuung helfen immer.

Man hat herausgefunden, daß die stimulierende Wirkung des Saugens größer ist, wenn *bei jedem Stillen jedesmal beide Brüste* gereicht werden. Man mache aus dieser Praxis aber keine strenge Regel und überlasse es der persönlichen Erfahrung der Mutter, ob sie gelegentlich nur eine Brust geben möchte.

Die **Dauer der Mahlzeit** kann man keinem Kind vorschreiben. Sicher ist, daß das Kind einerseits in den ersten Minuten nach dem Anlegen die wesentlichste Menge trinkt, anderseits ist die zuletzt getrunkene Milch die kalorienreichste. Natürlich trinken die Kinder nicht immer die gleichen Mengen. Wenn es oft heißt, die Stillmahlzeit dürfe nicht länger als 20 Minuten dauern, so ist das nicht zutreffend. Manchmal trinkt ein Kind nur wenige Minuten und trotzdem spürt die Mutter an der Schlaffheit der Brust, daß es eine üppige Mahlzeit war. Ein andermal wiederum – und manche Säuglinge tun das immer – trinkt das Kind während 30 bis 40 Minuten. Man soll das Kind saugen lassen, solange es mag. Wenn die Brustwarzen es aushalten, ist nichts dagegen einzuwenden, auch wenn es sich nur um ein „Nuckeln" ohne Saugen handelt.

In den ersten Tagen und Wochen (selten später) kann es bei empfindlichen Frauen durch intensives Saugen des Kindes zu **„wunden Warzen"** (schmerzhafte Schrunden) kommen. In solchen Fällen wird es zuweilen notwendig, nur kürzere Zeit, dafür aber häufiger anzulegen, oder vor dem Anlegen von der **Milchpumpe** Gebrauch zu machen. Durch das Abpumpen wird der Milchausscheidungsreflex in Gang gebracht und die Belastung der Brustwarzen gemildert, da das Kind dann nicht so fest saugen muß.

Ständige **Gewichtskontrollen** des Kindes sind sinnlos und tragen nicht selten zu einer unnötigen Beunruhigung der Mutter bei. Auch ohne Messung der einzelnen, oft unterschiedlichen Trinkmengen und ohne Prüfung des Körpergewichts kann man leicht beurteilen, ob die Ernährung ausreichend ist bzw. ob das Kind normal zunimmt: Die Begutachtung der Stühle, die Feststellung von mehrmals nassen Windeln täglich, der Füllungszustand der Mutterbrust vor und nach dem Anlegen, das gute Allgemeinaussehen des Kindes geben Aufschluß über sein Gedeihen. Ein Wiegen des Kindes einmal wöchentlich oder alle zwei Wochen genügt. Eine Gewichtszunahme von 90 g pro Woche ist ebenso richtig wie eine solche von 240 g. Eine durch gelegentliches Ausschwemmen von Flüssigkeit bedingte, verringerte Gewichtszunahme hat mit ungenügender Nahrungszufuhr nichts zu tun. Meist folgt auf diese kurze Periode ein **Wachstumsschub,** bei dem das Kind vermehrt Nahrung verlangt und auch sichtlich zunimmt. Die Milchproduktion stellt sich automatisch darauf ein.

9. Verdauung beim gestillten Kind

Es gibt Kinder, die so gut wie nie an **Blähungen** leiden, andere wiederum werden immer wieder von Koliken (Bauchweh, Bauchkrämpfen) geplagt. Meistens tritt dieser Fall ein, wenn das Kind zu hastig trinkt und viel Luft schluckt. Nimmt man das Kind öfter von der Brust und läßt es aufstoßen, bessert sich der Zustand fast immer. Um es von der Brust zu lösen, drückt man die Brust mit einem Finger von dem Mundwinkel des Kindes weg, bis es aufhört zu saugen. Keinesfalls darf man ihm die Nase zuhalten, damit es aus Luftmangel den Mund öffnet. **Aufstoßen und Schluckauf** („Schnakkerl" in Österreich) sind harmlose Zustände bei meist vollem Magen. Dagegen helfen Aufrechthalten oder An-die-Schulter-Lehnen, wobei man ganz leicht mit der flachen Hand auf den Rücken des Kindes klopft. Auch an der vielleicht schon leeren Brust saugen lassen kann helfen.

Die Lage der Magenblase verlangt, daß das Kind nach dem Trinken bäuchlings getragen oder hingelegt wird.

Sind gelegentlich, was nicht so selten der Fall ist, seelische Spannungen Ursache der Blähungen, ist eine ruhige, entspannte Atmosphäre wichtiger als Pedanterie im Haushalt. Über Blähungen, die eine Folge der mütterlichen Ernährung sind, gibt das Kapitel „Ernährung der Stillenden" Auskunft.

Die **Stühle,** welche das Brustkind ausscheidet, sind entweder

„typisch" salbig-homogen buttergelb, oft aber grün, mehr oder minder dünn oder auch schleimig-bröckelig; immer sind sie säuerlich, nicht unangenehm riechend. Die Anzahl der Stühle sagt wenig aus. Das brusternährte Kind kann sich täglich viele Male entleeren, praktisch sind die Windeln bei jedem Wickeln voll. Anderseits kann ein gestillter Säugling aber auch nur jeden 2. Tag Stuhl haben; selbst Intervalle von einer Woche sind nicht selten (Scheinverstopfung). Solange der Bauch weich ist und das Kind keine Beschwerden zeigt, gibt es nichts zu behandeln.

Das **Erbrechen** beim Brustkind ist meist unbedenklich. Wenn das Brustkind geringfügig erbricht (oft im Anschluß an das Aufstoßen), so „schüttet" es eigentlich nur die „überschüssige" Milch aus. Manche Kinder neigen zu solchem „Spucken". Bis zu einem gewissen Grad hat der Ausspruch „Speikinder – Gedeihkinder" seine Gültigkeit. Selbst wenn es bei einem einmal hastig trinkenden Kind so aussieht, als käme die gesamte Mahlzeit in hohem Bogen heraus, muß man nicht beunruhigt sein.

Ausgeprägte Symptome eines beginnenden **Pförtnerkrampfes** sind starkes Erbrechen immer wieder im Schwall, gepaart mit schlechtem und kränklichem Aussehen des Kindes (siehe Kapitel: Ernährungsstörungen).

10. Steigerung der Milchsekretion – Abpumpen oder Abspritzen?

Da die Milchsekretion durch das Saugen des Kindes erwiesenermaßen in Gang gebracht, gesteigert und über viele Monate erhalten wird, gelangt man zu dem logischen Schluß, daß die Grundbedingung für ein normales Funktionieren der Milchdrüsen deren weitgehende Entleerung ist. Ein einfaches Naturgesetz ist hier zu beobachten: Je öfter die Brust einer Mutter in Anspruch genommen wird, desto mehr Milch produziert sie. Es ist dies der einzig sichere Weg, die Sekretion zu fördern, oder anders ausgedrückt, eine Steigerung der Milchmenge wird durch vermehrte Mahlzeiten erreicht. Sollte das Kind sich nicht oft genug von selbst melden, muß es während einer gewissen Zeitdauer in zirka zweistündigen Abständen geweckt bzw. im Schlaf oder Halbschlaf gestillt werden. Um die Milchförderung ungestört aufrechtzuerhalten, wird neuerdings das beidseitige Anlegen des Kindes bei jeder Mahlzeit empfohlen. Gelegentlich wird die Befürchtung laut, das Nachtrinken an der zweiten Brust bedeute ein Vorwegnehmen der für die nächste Mahlzeit bestimmten Ration. Das hat sich aber als falsch herausgestellt.

Funktioniert der Milchspenderreflex aus verschiedenen Gründen, über die noch gesprochen werden wird, nicht richtig, so müssen die nötigen Milchmengen durch häufiges Abpumpen oder Ausdrücken mit der Hand gewonnen werden.

Für welchen Zweck auch immer *frische Muttermilch* aus dem Vorrat gebraucht wird (Stationierung des Kindes im Frühgeborenenzentrum, Mutter am Arbeitsplatz, Nachtfütterung durch den Vater mit Rücksicht auf schlafbedürftige Mutter etc.), erhebt sich die Frage, ob die *Milchentnahme mittels einer Milchpumpe oder Abspritzen der Milch mit der Hand* erfolgen soll. Tradition bzw. Übung spielen bei der Entscheidung eine große Rolle. So wird im allgemeinen in England das mechanische Abpumpen fast überall abgelehnt, während in Österreich und Deutschland seit eh und je die verschiedensten Milchpumpen in Gebrauch sind. Bei der einen Mutter wird die Pumpe, bei der anderen die abmelkende Hand leistungsfähiger sein. Nach den Erfahrungen des Autors ist in Anbetracht der Sensibilität der Brust zur Zeit des Milcheinschusses das Pumpen als das geeignetere Verfahren anzusehen, doch lehrt die Praxis, daß bei entsprechender Geschicklichkeit und Vorsicht die angestaute Milch auch in dieser Phase mit der Hand entleert werden kann.

Die **elektrischen Milchpumpen,** die heute zur Verfügung stehen, sind außerordentlich leistungsfähig und lassen sich mühelos handhaben. Sie können in jedem zuständigen Fachgeschäft gemietet werden. Die kleineren Milchpumpen, etwa mit Gummiballon, oder die Wasserstrahlpumpen, sind als wenig effizient nicht mehr zu empfehlen.

Das *Abspritzen der Milch mit der Hand* setzt eine gewisse Technik und Übung voraus. Man streift unter massierenden Bewegungen die Milch von der Basis der Brust zum Warzenhof, um sie dann – die Kieferklemme des Säuglings nachahmend – durch einen von oben und unten auf den Warzenhof ausgeübten Druck in ein geeignetes Gefäß auszuspritzen. Es kann sich um ein genügend weites Glas, eine Schale oder einen Trichter handeln, der einer Saugflasche aufgesetzt ist. Bei einer noch nicht zufriedenstellend erholten Wöchnerin kann das Abspritzen von einer geübten Pflegeperson durchgeführt werden. Wird das Kind ausschließlich mit abgepumpter Milch ernährt (z. B. ein Frühgeborenes), ist es wichtig und für den Erfolg ausschlaggebend, daß die mechanische Entleerung ebensooft erfolgt, wie der Säugling angelegt zu werden pflegt (d. h. etwa sechsmal binnen 24 Stunden). Gegen diese Regel wird häufig verstoßen. Man vergißt, daß zum Beispiel bei einem bloß zweimaligen Entleeren die Produktion der Milch genausowenig in Gang gebracht werden kann wie bei nur zweimaligem Anlegen des Kindes.

Hinsichtlich der **Aufbewahrung der abgepumpten Muttermilch** gibt es noch keine einheitlichen Richtlinien. Angesichts ihrer nur sehr begrenzten Haltbarkeit ist es grundsätzlich wichtig, daß sie peinlich sauber gewonnen und sofort nach der Entnahme abgekühlt wird – am einfachsten unter einem kalten Wasserstrahl aus der Wasserleitung. Erst danach wird sie in einem Kühlschrank (aber nicht im Gefrierfach) aufbewahrt. Die so behandelte Milch kann dem Kind im Laufe der nächsten 24 Stunden in rohem Zustand (natürlich im Wasserbad erwärmt) verabreicht werden. Soll die Milch für längere Zeit konserviert werden, muß man sie schockgefrieren und bei minus 20° in einem geeigneten Tiefkühlabteil lagern.

11. Milchtreibende Mittel

Was die **milchtreibenden Mittel** (Laktogoga) betrifft, so stünden theoretisch von ihrer Effizienz her die Hormonpräparate an erster Stelle. Dennoch müssen wir festhalten, daß trotz der tiefen Einblicke, welche uns die Forschung in die hormonellen Vorgänge beim Aufbau und bei der Sekretion der Milchdrüsen ermöglicht hat, die praktischen Ergebnisse in bezug auf die bei Milcharmut (Hypogalaktie) anzuwendenden Behandlungsmethoden ziemlich dürftig sind. Bei aller Vorsicht, die bei der Verordnung von Hormonpräparaten grundsätzlich geboten ist, kann im Falle von Hypogalaktie für das Hormonpräparat **Syntocinon,** das in Form eines **Nasensprays** im Handel ist, eine Ausnahme gemacht werden. Es enthält künstliches Oxytozin. Ein bis zwei Minuten vor dem Anlegen in die Nase gesprüht, kann es – der Effekt tritt nicht mit hundertprozentiger Sicherheit ein – bewirken, daß die Milch ergiebig zu fließen beginnt. Nun bahnt sich ein „Engelskreis" dadurch an, daß durch den reichen Milchfluß dem Säugling die Mahlzeit erleichtert wird, was auf der anderen Seite das Selbstvertrauen der Mutter steigert, so daß sich das Stillen zusehends problemloser abwickelt. Ob echte oder nur Suggestivwirkung eintritt, ist einerlei, Hauptsache, die Methode führt zum Erfolg. Die Milchproduktion (die Milchmenge) wird durch dieses Sprühverfahren weder positiv noch negativ beeinflußt.

Ähnliche Feststellungen gelten für die vielen in Laienkreisen als milchtreibend betrachteten und daher empfohlenen Nahrungsmittel bzw. Nährpräparate. Beliebt sind beispielsweise Hefeerzeugnisse wegen deren hohem Gehalt an Vitamin B_{12}, das zugleich nervenstärkend wirkt. Ein bestimmter, in der Frischleber vorhandener Stoff wird geradezu als „Laktationsvitamin" bezeichnet. Daß die den Wöchnerinnen oft gegen ihren Willen aufgenötigten Einbrenn- oder Kümmelsuppen und große Biermengen (Schwarzbier) milchtreibend sind, erscheint mehr als fraglich. Fast jedes der „Stillbücher", wie sie jetzt in großer Zahl auf dem Markt sind, steht für irgendwelche Hausmittel ein, die aufzuzählen hier gar nicht möglich ist. Man kann sie ruhig alle (auch alkoholische Getränke in kleinen Mengen) bedenkenlos berücksichtigen, sofern keine Abneigung besteht. Und handle es sich auch nur um das berühmte Glas Wasser unmittelbar vor dem Anlegen. Immer wieder aufgenommene, wissenschaftliche Überprüfungen haben hinsichtlich der Effizienz solcher „Wundermittel" zu keinem eindeutigen Ergebnis geführt. Jedenfalls darf ihre suggestive Wirkung nicht unterschätzt werden. Der Mensch unterliegt der Suggestivkraft auch in vielen anderen Situationen bereitwilligst.

Gewarnt sei ausdrücklich vor sogenannten **Tranquilizern,** jenen beruhigenden, Angst und Spannung lösenden, modernen Medikamenten, deren angestrebte Wirkung weder von Müdigkeit noch von Schlaf begleitet ist. Wohl vermögen sie die Milchproduktion vorübergehend anzuregen und scheinbar einen positiven Einfluß auszuüben, doch ihre möglicherweise negative Wirkung auf die Hirntätigkeit der Mutter gibt zu berechtigter Besorgnis Anlaß.

12. Abstillen

Um die Wende zum 2. Lebens*halb*jahr sollte man, auch wenn die Muttermilch den Bedarf des Kindes noch vollkommen deckt und das Kind bis dahin tadellos gediehen ist, mit dem Abstillen beginnen. Ob man dies schon im 6. oder erst im 7. Monat tut, ist unwesentlich. Fällt der Termin gerade in die heißesten Sommermonate oder ist das Kind momentan unpäßlich, wartet man mit der Umstellung besser noch etwas zu. Dem Brustkind erwächst aus einer über das 1. Halbjahr hinaus fortgesetzten, ausschließlichen Brustmilchernährung kaum ein Nachteil, wenn auch die in der Muttermilch vorhandenen Nährstoffe und besonders die Salze jetzt nicht mehr ausreichend vorhanden sind und das Kind zur Deckung seines Bedarfs auf seine nach und nach schwindenden Vorräte an Eisen, Kalk, Phosphor u. a. zurückgreifen muß.

Das *normale physiologische Abstillen,* wie man es im Gegensatz zum *vorzeitigen Abstillen* während des 1. Halbjahres bezeichnet, vollzieht sich ganz allmählich. Zuerst werden zwei Mahlzeiten durch Beikost ersetzt, wobei auch hier der Übergang nicht abrupt, sondern besser im Laufe von ein bis zwei Wochen erfolgen soll. Auf diese Weise stellt sich die Brust ganz von selbst auf eine geringere Milchproduktion um. Bis zum 8. oder 9. Monat wird das Kind auch der restlichen Brustmahlzeiten sukzessive entwöhnt. Bei einem solchen behutsamen Vorgehen werden sich lästige Stauungserscheinungen kaum einstellen.

Das Stillen über das 3. Vierteljahr hinaus, etwa bis zum Ende des 1. Lebensjahres oder länger, ist, wenn das Kind neben der Brustmilch noch entsprechende andere Nahrung bekommt, sicher nicht schädlich, hat aber kaum einen besonderen Vorteil. In diesem Alter ist der Organismus nicht mehr auf die arteigene Nahrung angewiesen.

Wenn gelegentlich empfohlen wird, ein Kind wegen der Gefahr eines zu großen Abhängigkeitsverhältnisses zur Mutter nicht länger als ein Jahr zu stillen, so hat dies bis zu einem gewissen Grad zweifellos seine Berechtigung. Vor dem Ende des 1. Lebenshalbjahres ist das Abstillen meist unproblematisch; gegen Ende des 1. Lebensjahres jedoch erlebt das Kind den Verlust der Brust schon bewußter. Somit kann das Abstillen zu einem falsch gewählten Zeitpunkt sowohl für das Kind als auch für die Mutter zu einem psychischen Problem werden, denn der Akt des Abstillens erfordert oft in seelischer wie in körperlicher Hinsicht auf beiden Seiten eine bedeutende Umstellung. Es können hier nicht alle schwierigen Situationen, die unter Umständen in diesem Zusammenhang entstehen, zur Sprache kommen. Es muß aber auf die nicht selten anzutreffende Abwehrhaltung des Ehemannes (oder des Partners) hingewiesen werden, der einerseits vermutet, das Kind könnte durch ein seiner Ansicht nach über Gebühr ausgedehntes Stillen zu sehr verwöhnt werden, und der anderseits seine eigene Zurücksetzung seitens der Mutter *und* des Kindes befürchtet. Eine Lösung kann hier nur in einem offenen Gespräch mit dem Partner selbst oder mit einem vertrauten Menschen, eventuell einer erfahrenen Freundin, gefunden werden.

Der Säugling zeigt meistens selbst deutlich an, wann die Zeit gekommen ist, mit dem Stillen aufzuhören und mit fester Nahrung zu beginnen. Wichtig ist, daß die Mutter diesen Zeitpunkt spürt und respektiert. Wenn man sich nach dem Kind richtet, schafft das Abstillen wenig Probleme. Solange das Kind den abendlichen Einschlaftrunk verlangt, soll er ihm gewährt werden; eines Tages gibt es ihn freiwillig auf. Es ist sicher nicht richtig, wenn die Mutter, weil sie sich durch eine ablehnende Haltung des Kindes zurückgewiesen fühlt, dem Kind die Brust immer wieder aufs neue anbietet und damit unwillkürlich versucht, die enge Bindung aufrechtzuerhalten. Später, bei seinem Eintritt in die „offene" Welt, braucht das Kind nicht allein die Mutter, sondern ebensosehr den Vater. Schon in der Zeit des Abstillens muß er daher trachten, in das Verhältnis Mutter-Kind durch Verständnis und unterstützendes Handeln Eingang zu finden. Andernfalls kann es zu schwer lösbaren Konflikten innerhalb des Dreiecks Mutter–Vater–Kind kommen.

Liegt es im Interesse der Mutter (materielle, soziale Gründe), bei einem gesunden, gut gedeihenden Kind nach ein oder zwei Monaten Stillzeit zwei oder drei Brustmahlzeiten durch eine Flasche zu ersetzen, so kann dies ohne Bedenken geschehen. Ausnahmsweise ist auch gegen eine kurze Trennung der Mutter von ihrem Kind zum Zweck eines Theaterbesuchs oder eines kleinen Ausflugs nichts einzuwenden. Die wenigen, dadurch notwendigen zusätzlichen Flaschen künstlicher Nahrung schaden einem gesunden Brustkind sicher nicht. Solche Duldsamkeit wird bessere Erfolge bringen als ein starres Festhalten an den Stillregeln, die eine junge Mutter unter Umständen zu sechs bis neun Monate dauerndem Verzicht auf manche ihr wesentlich erscheinende Lebensfreude verurteilen. Sicherlich ist die Zwiemilchernährung keine ideale Lösung; in gewissen Fällen muß sie aber trotzdem gewählt werden.

Ist man zu einem raschen Abstillen aus irgendwelchen Gründen gezwungen, so kann dies heute in einer für die Frau sehr schonenden Weise vor sich gehen, und zwar mit **Abstillmedikamenten,** deren Wirkung allerdings hinfällig wird, wenn man das Kind weiterhin an der Brust saugen läßt. Zusätzliche Maßnahmen, wie strikte Flüssigkeitseinschränkung und Hochbinden der Brüste, sind kaum erforderlich. Wird die Brust trotz der Medikamente doch wieder „voll" empfunden oder schmerzt sie gar, kann man etwas Milch mit der Hand ausdrücken. Aber gerade nur soviel, bis eine Erleichterung verspürt wird. Die Milchbildung darf nicht durch zu starkes Abmelken neuerlich angeregt werden.

13. Brust(drüsen)entzündung

Die Brustdrüsenentzündung (Mastitis) beginnt meist bald nach dem Ingangkommen der Milchsekretion, also schon im Wochenbett, selten erst nach der Entlassung der Mutter aus der Entbindungsanstalt. Vorwiegend ist die Brustentzündung nur da anzutreffen, wo

Stillen und Brustpflege vernachlässigt wurden. Leider aber sind viele Ärzte mit dieser Materie oft nur unzureichend vertraut. Der Autor kann aufgrund eigener Erfahrungen berichten, daß seinerzeit – nach dem Krieg – in Entbindungsanstalten, in denen praktisch alle Frauen (98%) gestillt haben, Brustentzündungen zu den großen Seltenheiten gehörten. Die Brustentzündung entwickelt sich, insbesondere bei reichlicher Milchproduktion, meist zufolge einer Milchstauung in mehreren Milchgängen. Eine solche kommt durch mangelnde Entleerung der Brust und einen gestörten Let-Down-Reflex (siehe Kapitel: Neuere Gesichtspunkte in der „Stillpraxis") zustande. Die beste vorbeugende Maßnahme gegen eine Mastitis besteht daher in der Vermeidung einer Milchstauung. Anders gesagt, es ist alles zu unternehmen, was den Abfluß der Milch fördert, das heißt: häufiges Stillen, Massage der Brust, Abdrücken der Milch mit der Hand oder Abziehen mit der Pumpe. Die manchmal geäußerte Ansicht, das Abpumpen der Milch könnte eine Reizung der Brust und dadurch eine Entzündung bewirken, trifft bei sorgfältiger Pflege der Brust natürlich nicht zu. Schrunden und rissige Warzen erleichtern das Eindringen von Keimen in die Milchgänge.

Die Verdachtsdiagnose Mastitis entsteht dann, wenn sich ein Teil der Brust zu verhärten beginnt oder wenn Knoten auftreten. Die gut tastbaren Schwellungen können verschieden groß sein. Sie fühlen sich in kurzer Zeit sehr hart an und sind schmerzhaft. Die Haut über diesen Stellen rötet sich, und nicht selten tritt auch (hohes) Fieber auf. Die entzündliche Natur dieser Erscheinungen läßt sich nicht immer mit Sicherheit erkennen. Man lasse auf jeden Fall weiter stillen, solange das ohne Schmerzen möglich ist. Ob nur Stauung oder schon Entzündung, die Behandlung ist in diesem Stadium die gleiche: feuchtwarme Umschläge und wiederholtes tägliches Ruhen. Ganz besonders wichtig ist ein „streichelndes" Massieren der Schwellung bzw. der Knoten, um den Milchabfluß in Gang zu bringen. Meist tritt schon nach ein bis zwei Tagen eine wesentliche Besserung ein, noch ehe es zu einer ausgesprochenen Entzündung gekommen ist.

Liegt eine beginnende oder schon entwickelte Entzündung vor, sollte der Arzt niemals ein Abstillen empfehlen. Wir dürfen keinesfalls außer acht lassen, daß dem Arzt bei der Behandlung der Brustdrüsenentzündung nicht nur die Aufgabe zufällt, die Entzündung zu heilen, sondern auch jene, die Funktion der Brustdrüse zu erhalten. Bei der meist einseitigen Mastitis das Kind weiterhin an der gesunden Brust anzulegen, wird heute allgemein für richtig gehalten, zumal die Milch in der gesunden Brust häufig ein Ausmaß erlangt, das für die Ernährung des Kindes ausreicht.

Eine vollkommene „Ruhigstellung" der entzündeten Brust, wie das bei einem entzündeten Organ normalerweise zu fordern wäre, ist bei der in voller Funktion stehenden Milchdrüse nicht möglich. Die Entleerung auch der bereits entzündeten Brust muß anfangs durch das saugende Kind geschehen, wobei man durch Abdrücken oder Abpumpen der Restmilch und durch vorsichtiges „Massieren" der Knoten oder der Verhärtung die immer auch bestehende Stauung möglichst zu beheben trachtet. Das Kind muß stets zuerst an der gestauten bzw. erkrankten Brust angelegt werden.

In einem akuten Stadium der Mastitis, in dem man das Kind infolge der Schmerzen nicht mehr trinken lassen kann, wird die Brust zum Abfluß des sich bildenden Eiters durch einen chirurgischen Schnitt mechanisch entleert. Naturgemäß geht dann auch die Milchproduktion stark zurück, wogegen bei leichteren Formen der Entzündung, die rasch heilen, die befallene Brust in der Regel wieder voll funktionstüchtig wird.

Durch eine *antibiotische Behandlung* (Penicillin) gelingt es, eine beginnende Mastitis im Keim zu ersticken, und die Aussichten zur Erhaltung der Stillfähigkeit werden damit wesentlich besser. Man soll daher, abgesehen von den oben erwähnten, gegen Stauung anzuwendenden Maßnahmen, mit dem Einsetzen einer antibiotischen Behandlung nicht zu lange zögern. Wohl können Medikamente in die Milch übergehen, doch sind deren Auswirkungen auf das Kind nur gering, und die Vorteile des Weiterstillens für die Entwicklung des Kindes überwiegen bei weitem.

Leidet eine ängstliche Mutter an einer fortgeschrittenen Brustentzündung, kann sie die abgepumpte Milch aus der kranken Brust wegschütten, obwohl sich gezeigt hat, daß paradoxerweise diese Milch meist steril ist, während die Milch der gesunden Brust oft einen gewissen Keimgehalt aufweist, was im übrigen natürlich bei jeder Brustmilch der Fall ist. Diese auffallende Keimfreiheit bzw. -armut der Milch bei einer Mastitis läßt sich durch eine großangelegte Mobilisierung aller Abwehrkräfte in der erkrankten Brust und eventuell auch durch ein starkes Ansteigen von keimtötenden Stoffen in der Milch selbst erklären. Wie sich bei Untersuchungen herausgestellt hat, spielt die Lage des Abszesses, d. h. ob er sich näher oder weiter von der Brustwarze entfernt befindet, für die Keimfreiheit bzw. -armut keine Rolle. Wenn die Milch aber deutliche Spuren von Eiter und Schleim aufweist, soll sie natürlich aus naheliegenden Gründen nicht verfüttert werden. Ist dies irrtümlich einmal aus Unachtsamkeit doch geschehen, kann aufgrund einwandfreier Erfahrungen gesagt werden, daß das Kind keinen Schaden davonträgt.

14. Frauenmilchsammelstelle

Frauenmilchsammelstellen, wie sie noch bis vor etwa 15 bis 20 Jahren im deutschen Sprachgebiet in größerer Zahl bestanden haben, sind entgegen immer wieder laut werdenden Kritiken und Abwertungen nicht überholt. Es wird unter anderem eingewendet, daß die abgepumpte, gesammelte Muttermilch wegen Infektionsgefährdung der Neugeborenen sterilisiert werden müsse und dabei gerade jene positiven Eigenschaften verliere, die sie von guter „künstlicher" Säuglingsmilch unterscheiden sollen. Milch von Frauenmilchsammelstellen sei daher für die Ernährung von Frühgeborenen, für die sie in erster Linie in Frage komme, ohne jeden Vorteil. Eine andere Indikation für die Verfütterung gesammelter und sterilisierter Frauenmilch, etwa bei kranken hospitalisierten Säuglingen, gebe es heute so gut wie nicht mehr. Solche Überlegungen sind unhaltbar und können nur von „Wissenschaftlern" angestellt werden, die selbst nicht über die notwendigen praktischen Erfahrungen verfügen.

Zum besseren Verständnis sei hier eingeschoben, daß wir unter dem Begriff **Muttermilch** nur die von der *eigenen Mutter* direkt an der Brust getrunkene oder mit der Flasche gefütterte Milch verstehen. **Frauenmilch** hingegen ist jene Milch, die von einer *fremden Mutter* bzw. einer Amme stammt.

Die sterilisierte Frauenmilch aus Sammelstellen ist zur Ergänzung nicht in ausreichendem Maße vorhandener Muttermilch vorzüglich geeignet. Freilich ist die *sterilisierte Frauenmilch kein vollwertiger Ersatz* für frische, rohe Frauenmilch, die von den Sammelstellen nur vereinzelt abgegeben wird. Vorausgesetzt, daß das Sterilisieren durch Pasteurisieren erfolgt, ist sie aber zur Überbrückung einer Periode vorübergehenden Muttermilchmangels entschieden jeder künstlichen Nahrung vorzuziehen. Eine Infektionsgefahr besteht insbesondere dann nicht, wenn die gewonnene Frauenmilch sofort sterilisiert und gefriergetrocknet wird. Reiche Erfahrungen in der „Aufzucht" von Frühgeborenen bezeugen, daß so gut wie alle mit reiner Frauenmilch ernährten Kinder durchaus befriedigend gedeihen und sich auch später in jeder Hinsicht einwandfrei entwickeln.

Wenn eine Frau bereit ist, den sich bei ihr ergebenden Milchüberschuß durch eine Frauenmilchsammelstelle oder auf einem anderen

Wege bedürftigen Früh- oder Neugeborenen zu spenden, sollte sie in ihrer Absicht selbstverständlich unterstützt werden.

Es ist bekannt, daß künstlich ernährte Säuglinge, vor allem Frühgeborene, relativ häufig an Unverträglichkeitserscheinungen (Allergien) leiden, welche sich meistens schon im 1. und 2. Lebensmonat manifestieren. Bei Fehlen eigener Muttermilch ist die Ernährung mit Frauenmilch mit Rücksicht auf eventuelle Allergien ein geradezu ideales Prophylaktikum bzw. Therapeutikum.

Die Auffassung, den Frauenmilchsammelstellen komme infolge des großen Angebots hochqualitativer Industriemilchen eine ausgesprochen zweitrangige Bedeutung zu, hat sich als irrig erwiesen. Da es heute gelingt, der Frauenmilch durch Tiefkühlung die Immunfaktoren zu erhalten und damit im Gegensatz zu früher eine absolut einwandfreie Ernährung insbesondere von Frühgeborenen auf natürliche Weise zu gewährleisten, muß diese Chance auch in Zukunft genutzt bleiben. Warum die unseres Wissens nach in Mitteleuropa einzige größere Frauenmilchsammelstelle, nämlich jene von Wien, permanent von administrativer Seite mit dem Zusperren bedroht wird, ist kaum zu verstehen; kann doch diese Institution angesichts der häufig auftretenden Kuhmilchintoleranz junger Säuglinge und der Gefahr, welcher ungezählte Kinder durch die verschiedensten Umweltallergene ausgesetzt sind, mit der Abgabe von Trocken-Frauenmilch im näheren und ferneren Umkreis und selbst über die Grenzen hinaus lebensrettend wirken.

15. Künstliche Ernährung im 1. Lebenshalbjahr (Flaschennahrung) – Zwiemilchernährung

Nur mit einem gewissen Zögern wird im folgenden von einer Ernährungsform gesprochen, die zu einem Zeitpunkt, wo der Verdauungstrakt seine eigentliche Tätigkeit beginnt, besser vermieden werden sollte.

Wenn eine Mutter ihren Säugling nicht oder nicht ausreichend stillt, kommt als *Ersatz heute nur eine Form der sogenannten „künstlichen Nahrung" in Frage, nämlich die Fertigmilchnahrung in Pulverform.* Sie wird durch ein besonderes, stets kontrolliertes Verfahren der Muttermilch – soweit dies möglich ist – angeglichen, d. h. „adaptiert". Das „Künstliche" dieser adaptierten Nahrung liegt im Herstellungsverfahren; die Pulvermilch selbst stammt aus einwandfreier Kuhmilch. Ein Wunder, nämlich die Verwandlung von Tiermilch in menschliche Milch, läßt sich auch bei weitestgehender Angleichung weder in chemischer noch in physiologischer

Hinsicht bewerkstelligen. Die Bezeichnung „humanisierte Kuhmilch", wie adaptierte Milchen auch bezeichnet werden, ist daher irreführend.

Die früher gebräuchlichen Zwei-Drittel-Kuhmilch-Wasser-Mischungen mit Zusatz von zwei Kohlehydraten sollte man aus vielerlei Gründen, die hier nicht angeführt werden, nicht mehr verfüttern. Auf jeden Fall gilt dies für das 1. Lebenshalbjahr. In dieser Periode darf die Nahrung weder Getreidemehl noch Grieß (außer Mais und Reis) enthalten; sie muß glutenfrei sein. Wegen einer möglichen, gar nicht so seltenen Verdauungsinsuffizienz (Zöliakie) diesem Getreideeiweiß (Gluten) gegenüber geht man hinsichtlich der Ernährung des Säuglings im 1. Lebenshalbjahr in jüngster Zeit neue Wege.

Da bei keinem Neugeborenen mit absoluter Sicherheit vorauszusagen ist, zu welchem Zeitpunkt es auf arteigene Milch verzichten kann und der Körper sein „Bau- und Brennmaterial" aus einer ausschließlich artfremden Nahrung in vollkommener Weise und ohne Schädigung und Ausfallserscheinungen herzustellen vermag, bedeutet das Fehlen von Muttermilch oder Frauenmilch in den ersten Lebenstagen (und -wochen) u. U. eine körperliche Belastung. Zumindest während der Neugeborenenperiode, also in den ersten 8–14 Lebenstagen, sollte die Nahrung lediglich aus Muttermilch oder – was in Entbindungsanstalten wohl immer möglich ist – aus Frauenmilch bestehen. Es muß aber zugegeben werden, daß heutzutage aus der sachgemäßen Fütterung mit einer adaptierten Fertignahrung nur selten ernste Komplikationen resultieren.

Die relativ gute Ausgewogenheit der einzelnen Nährstoffe in den adaptierten Milchen erlaubt es, daß man die **Trinkmenge,** wie beim Stillen an der Brust, ruhig durch das Kind selbst bestimmen lassen kann, ohne die Gefahr einer Überernährung befürchten zu müssen. Auch darf das Prinzip der „Fütterung auf Verlangen" angewendet werden, d. h. also, das Kind nicht für eine bestimmte Mahlzeit aufzuwecken, unter Umständen auch Nachtmahlzeiten einzuschalten und es nicht bis zur gewohnten Fütterungszeit schreien zu lassen. Im allgemeinen funktioniert die Verdauung bei der Ernährung mit adaptierter Milch ebenso normal wie beim Stillen.

Wichtige Grundsätze bei der Verwendung künstlicher Säuglingsnahrung sind folgende:

a) Strikte Befolgung der Anleitung für die Zubereitung der Milch sowie der Verzicht darauf, nach eigenem Gutdünken der Nahrung noch irgend etwas hinzuzufügen, wie Getreideschleim u. dgl. (Gefahr der Überfütterung!).

b) Jedes Fläschchen ist frisch zuzubreiten.
c) Einhaltung der richtigen Trinktemperatur (ca. 37°). (Trinkprobe: Ein Tropfen aus der Flasche auf dem Handrücken, der als heiß empfunden wird, hat über 37°.)
d) In gewissen Gegenden muß man bei der Zubereitung von „künstlicher Nahrung" auch unbedingt auf die Qualität des vorhandenen Wassers achten. Ist es nicht einwandfrei, soll man sich mit natürlichem, kohlensäurefreiem Mineralwasser behelfen.

In der Regel hat es keinen Sinn, das Milchprodukt im Laufe der Zeit aus irgendwelchen mutmaßlichen Gründen zu ändern, da die Verträglichkeit aller im Handel käuflichen Produkte gleich gut ist. Unverträglichkeiten sind gegebenenfalls eher einem Fehler bei der Zubereitung der Milch oder auch gelegentlich der Konstitution des Kindes zuzuschreiben.

Ist die Gewichtszunahme ungenügend – sie sollte im 1. Lebensvierteljahr etwa 200 g pro Woche betragen –, ist das ein Zeichen dafür, daß die Muttermilch nicht mehr ausreicht. Die einzige in Frage kommende Ernährungsmethode bei ungenügender Brustmilch ist die **Zwiemilchernährung** (Teilstillen). Nie sollte man auf vorhandene Muttermilch verzichten, auch wenn die Menge verhältnismäßig klein ist. Bei der Zwiemilchernährung reicht man zuerst die Brust und ergänzt mit einer adaptierten Milch als Muttermilchersatz die Mahlzeit nach Bedarf des Kindes. Den Fütterungsrhythmus findet der Säugling allein. Die täglichen Nahrungsmengen, nun auf fünf bis sieben Mahlzeiten verteilt, steigen in den ersten zwei Monaten auf 600 bis ca. 750 g an, im 3. Monat noch auf etwas mehr. Es gibt Kinder, die sich ihre Tagesration aber jetzt schon in vier Mahlzeiten holen. Die Verhaltensweisen sind bei der Ernährung tatsächlich sehr unterschiedlich. Für die erste morgendliche Mahlzeit reicht die Brust übrigens meist über längere Zeit aus.

Manche Kinder finden die Flaschennahrung bequemer und wollen aufhören, von der Brust zu trinken. Das stellt an die Geduld und die Geschicklichkeit der Mutter gewisse Ansprüche. Trotzdem sei ausdrücklich betont, daß nicht wenige Kinder bei Zwiemilchernährung ebenso willig an der Brust trinken wie vollgestillte.

Aus hygienischen Gründen ist es sehr wichtig, nie aus einer Flasche zu füttern, die schon stundenlang im Zimmer steht. Wenn es ausnahmsweise notwendig ist, Nahrung für ein paar Mahlzeiten im voraus zuzubereiten, muß die Flasche nach Einfüllen der heißen Nahrung rasch unter kaltem, fließendem Wasser abgekühlt und dann verschlossen im Kühlschrank (nicht über 4°) aufbewahrt werden. Eine Thermosflasche darf nur zum Mitnehmen *kalter* Nahrung benützt werden. Die Trinkflasche wird dann unterwegs im Wasserbad gewärmt.

Nach dem Trinken ist eine gründliche Flaschenhygiene zu beachten: Flasche sofort ausspülen, bis die Milchreste entfernt sind, auskochen und ohne Abtrocknen umgekippt aufbewahren. Sehr beliebt ist bei manchen Müttern anstelle des Auskochens eine Kaltsterilisation (z. B. Milton). Man spart damit viel Zeit.

Da in der Ära, die der Verwendung adaptierter Milchen vorausging, durch das Kochen der Milch das ohnehin sehr spärlich vorhandene Vitamin C zum größten Teil zerstört wurde, verabreichte man künstlich ernährten Kindern schon von der 6. Woche an *Obst als erste Beikost. Die Ernährung mit adaptierten Milchen erlaubt es heute, mit der Verabreichung von Fruchtsäften bis zum 3. Lebensmonat oder länger zu warten.* Von da an füttert man auf einer Glasreibe geschabte Äpfel, mit der Gabel schaumig geschlagene Bananen am einfachsten auf der Spitze eines kleinen Löffels. Roher frischer Karottensaft ist ein wichtiger Vitaminträger und sehr beliebt, dasselbe gilt auch für Orangen- und Zitronensaft, verdünnt und in kleinen Mengen (Vorsicht bei Neigung zu Allergie!). Unter den Beerenfrüchten (zerdrückt) muß die Heidelbeere als besonders wertvoll hervorgehoben werden. Bei den Obstsäften beginnt man mit ein bis zwei Kaffeelöffeln pro Tag und steigert diese Menge behutsam auf fünf bis acht Kaffeelöffel. Im allgemeinen wird empfohlen, diese Säfte unmittelbar vor dem Essen zu verabreichen; man kann sie aber auch zwischen den Mahlzeiten anbieten. Eine Beigabe von Zucker ist nicht unbedingt erforderlich.

Im Alter von drei bis vier Monaten kann der Kostplan durch eine Reihe verschiedener Arten von Fertigbreien als erste feste Nahrung sowie von Gemüse- und Früchtebreien (Eisenzufuhr!) erweitert werden. Neuerdings wird angeraten, damit erst nach Ablauf des 4. Monats zu beginnen. Im 6. Monat werden oft schon zwei Milchmahlzeiten durch Breie ersetzt.

16. Ernährung im 2. Lebenshalbjahr

Am Ende des 6. oder mit Beginn des 7. Monats haben die meisten Mütter heutzutage ihre Stilltätigkeit vollkommen abgeschlossen. Die Zeit, in der *vorwiegend Breinahrung* gegeben wird, ist gekommen. Immerhin gibt es auch jetzt noch Brustkinder, die sich bei einer (oder zwei) Trinkmahlzeiten in kürzester Zeit einen Viertelliter und mehr pro Mahlzeit aus der Brust herausholen. Freilich wird dadurch sehr leicht die Höchstgrenze der gesamten Tagesration von einem Liter (bzw. 1000 g Nahrung) immer wieder überschritten.

Stellt sich, wie das meist der Fall ist, das ein halbes Jahr alte Kind selbst auf fünf Mahlzeiten ein, so kommt es in der Regel bereits mit zwei Milchmahlzeiten aus. Es erhält dann eine Milchration in der Früh, die andere am Abend und zwischendurch den Obstbrei und die Gemüsemahlzeit. Zur Herstellung der Breinahrung kann man gewöhnliche, also unverdünnte **Vollmilch** verwenden. In manchen Gegenden gibt es eine sogenannte „Babymilch", die frischer ist als die gewöhnliche Vollmilch. Der **Gemüsebrei** kann auch schon mit Kartoffelpüree, das genügend mit Milch verflüssigt ist, ergänzt und die Nahrung mit zwei bis drei **Eigelb** pro Woche, das wertvolles Eisen und Vitamine enthält, bereichert werden. Man rührt das rohe Eigelb in den Brei oder in eine Kalbsknochensuppe bzw. in eine entfettete Rindsuppe ein. Natürlich können zur Gestaltung der Mahlzeiten jetzt schon alle Milchfertigbreie und Beikost in Gläsern verabreicht werden, man soll aber alle diese „Menüs" nicht in einem früheren Alter verwenden, als auf den Gläsern bzw. Packungen angegeben ist.

In bezug auf die beliebten und auch notwendigen *Kauübungen an einer Brotrinde* wird zu einer gewissen Vorsicht geraten: Man gebe kein zu großes Stück und lasse das Kind damit nicht allein! Auch ist nach einer gewissen Zeit ein mit Speichel durchweichtes Brotstück ein Schmutz- und Bazillenfänger!

Die Ernährung muß zunehmend abwechslungsreicher gestaltet werden. Der Gemüsebrei kann je nach Jahreszeit aus Karotten, Spinat, Kochsalat, Tomaten, Blumenkohl, jungen Kohlrüben, Spargelspitzen, Wildgemüse (z. B. Brunnenkresse, junge Brennesseln und Sauerampfer) usw. bestehen; feingehacktes, mageres **Fleisch,** zwei- bis dreimal pro Woche, kann zur Deckung des erhöhten Eiweißbedarfs den Breien beigegeben werden. Bald darf auch schon Kalbs- bzw. feine Rindsleber, geschabt, wegen des großen Eisengehalts zu den Speisen kommen. Ebenso werden frisch zubereitete **Suppen** mit kleinen Teigwaren (etwa Suppennudeln oder Teigreis), weichgekochtem Reis oder Grieß schon gern gegessen.

Selbst mit den zahnlosen Kiefern geht das Kauen recht gut; gleichzeitig fördert es den Zahndurchbruch. Gemüse, Obst und Fleisch, immer weniger fein passiert, können mit der Zeit schon gehackt oder etwas bröckelig verabreicht werden. Damit schafft man einen behutsamen Übergang von der breiigen zur normalen Kindernahrung. Wichtig ist es, täglich frisches Obst zu geben. Steinobst (z. B. Aprikosen, Pflaumen und Kirschen) ruft bei manchen Kindern Durchfall hervor; ausgleichend wirken dagegen Heidelbeeren.

Um die Mitte des 2. Lebens*halb*jahres trinken viele Kinder noch am liebsten aus dem Fläschchen und halten es gerne selbst. Manche aber trinken mit Unterstützung schon aus einem Becher („Häferl"), was man hauptsächlich im Hinblick auf die Zahnhygiene fördern soll. Wird dem Kind teilweise bereits die gleiche Kost wie den Erwachsenen bzw. Geschwistern angeboten, wie zum Beispiel entsprechend gekochtes Gemüse, Beilagen und Kompott, so kann es auch schon am **Familientisch** teilnehmen. Das selbständige Essen lernt das Kind durch Nachahmen. Für die ersten Versuche muß man viel Geduld aufbringen, doch sind die Kinder sehr glücklich, wenn sie nicht immer nur „abgefüttert" werden.

Schon sehr bald entwickelt das Kind einen eigenen Geschmack; es hat bestimmte *Lieblingsspeisen* und lehnt andere ab. Man darf ohne Bedenken seinen Wünschen nachgeben und seine Vorliebe für gewisse Speisen berücksichtigen. Bei der Zusammensetzung der Kost soll man sich also nicht an starre Regeln halten. Nicht selten ändern übrigens die Kinder im Laufe der Zeit die Geschmacksrichtung. Die *Lust am Essen* zu erhalten, erspart später viele Sorgen. Vor allem muß man dem Kind beim Füttern Zeit lassen; keinesfalls darf man ihm große Bissen oder gehäufte Löffel in den Mund schieben. Um den Appetit auf die Hauptmahlzeiten nicht vorwegzunehmen, ist es klüger, die Zwischenmahlzeiten (in Österreich „Gabelfrühstück" bzw. „Jause" genannt) weniger sättigend zu gestalten.

Große Schwankungen der Eßlust sind in diesem Alter durchaus normal, so wie auch die häufig beklagte **Appetitlosigkeit** gegen Ende des 1. Lebensjahres nicht als besorgniserregend zu bewerten ist. Auf keinen Fall darf man ein Kind mit **Zwang zum Essen** anhalten, da dies unter Umständen seinen Widerstand gegen die Nahrungsaufnahme steigert und sogar zu Erbrechen führen kann.

Die Gesamtmilchmenge, die ein Kind im 2. Lebens*halb*jahr trinkt, soll einen halben Liter nicht überschreiten; für manche Kinder genügt sogar ein Viertelliter. Dicklichen und zu Verstopfung neigenden Kindern kann man statt reiner Vollmilch Malzkaffee mit Milch geben. Dieser wirkt regulierend auf die Verdauung, und die täglich zugeführte Milchmenge wird dadurch geringer.

Viele Kinder haben einen großen Flüssigkeitsbedarf. **Durst** ist etwas Natürliches und muß gelöscht werden, wenn auch beim Säugling jede überflüssige Wasserzufuhr zu vermeiden ist. Manche Kinder lieben den gewohnten Tee, andere verlangen nach bestimmten Obstsäften oder auch nur nach Wasser. All diese Getränke sind zum Löschen des Durstes besser geeignet als Milch.

Gegen Ende des 1. Lebensjahres sind genaue Eßvorschriften für das gesunde Kind nicht mehr notwendig. Wenn die im Haushalt üblichen Speisen einwandfrei zubereitet und für ein kleines Kind leicht verdaulich sind, kann es nun schon von der Erwachsenenkost essen. *Die Nahrungsmenge wählt das Kind am besten selbst.*

17. Ernährung im 2. Lebensjahr

An der Wende vom 1. zum 2. Lebensjahr ist der Zeitpunkt gekommen, zu dem man das Kind an eine leichte Erwachsenenkost gewöhnen kann. Man soll dabei aber nichts überstürzen. Am zweckmäßigsten ist es, die schon am Ende des 1. Lebensjahres gemischte Ernährung zu erweitern. Das Kind kann schon am Tisch der Erwachsenen mitessen, aber dies muß nicht sein. Wie im 1. Lebensjahr hat es auch jetzt keinen Sinn, das Kind zu festgesetzten Mahlzeiten zum Essen zu zwingen. Der Zwang ist es, der den Kindern oft den Appetit nimmt; manche revoltieren schon beim bloßen Anblick der Speisen. Man muß sich bewußt sein, daß jedes Kind je nach Konstitution sein individuelles Eßbedürfnis hat, auf das man in diesem frühen Alter unbedingt Rücksicht nehmen wird. So verlangen zum Beispiel manche Kinder noch kleine Zwischenmahlzeiten, was für die Zähne ohnehin am besten ist.

Nach dem 1. Geburtstag kommt der Ernährung nicht mehr jene große Bedeutung zu wie im Säuglingsalter. Es ist aber trotzdem wichtig, gewisse falsche Laienansichten richtigzustellen.

So enthält Milch zwar fast alle Bestandteile, die der menschliche Körper benötigt (insbesondere Kalzium), doch soll zu Beginn des 2. Lebensjahres *die Tagesmilchmenge nicht mehr als einen halben Liter* betragen; auch ein Viertelliter genügt. Haben Kinder gegen Milch eine Aversion, sollen sie nicht gezwungen werden, Milch in ihrer ursprünglichen Form zu trinken. Man kann sie ihnen auch mittels gekochter Speisen zuführen.

Manche Kinder neigen gelegentlich wegen des Eiweißreichtums der Milch und anderer eiweißreicher Nahrung zu **Verstopfung** (Obstipation). Das ist u. a. ein Grund, weshalb man dem Kind frühzeitig feste Nahrung geben soll, also nicht nur zur Übung der Kauwerkzeuge, sondern auch, um durch den Genuß von schlackenreichen Nahrungsmitteln, d. h. zellulosereichen Speisen und Brot (Vollkornbrot, Pumpernickel, Toast, Knäckebrot), der **Darmträgheit** entgegenzuwirken.

Sofern sich beim Kind eine ausgesprochene Abneigung gegenüber Fleisch zeigt, kann man mit dessen Verabreichung ruhig bis weit über das 2. Lebensjahr hinaus zuwarten. Überhaupt kann ein kleines Kind auch ohne jede Fleischnahrung prächtig gedeihen. Ein Kind, das Fleisch ablehnt, kann seinen Eiweißbedarf mit Pflanzen-, Milch- und Eiereiweiß hinreichend decken.

Falsch wäre es jedoch, Fleischkost in dieser Altersstufe für ungeeignet zu halten; 30–40 g Fleisch pro Tag sollen jedoch nicht überschritten werden. Fleisch soll nicht die Hauptspeise darstellen; sie bildet im Gegensatz zur alltäglichen Situation beim Erwachsenen die „Zulage".

Es gibt gar nicht wenige Kinder, die eine besondere Vorliebe für **Fisch** jeder Art zeigen. Wegen der „Grätengefahr" muß der Fisch aber vor dem Essen mit den Fingern sorgfältig abgetastet werden. Da Fischfleisch durch seinen besonders wertvollen Eiweißgehalt sehr gesund ist, darf es ohne weiteres ein- oder mehrmals wöchentlich auf dem Speisezettel erscheinen. Daß man Kindern, die eine ausgesprochene Abneigung dagegen haben, Fischspeisen unter keinen Umständen aufzwingen soll, ist selbstverständlich.

Bei der Entwöhnung von der bis etwa zum 8.–10. Lebensmonat vorwiegenden Milchkost spielt deren Ersatz durch stärkehaltige und Gemüsespeisen die Hauptrolle. Sie treten an die Stelle des gewöhnlich verabreichten Milchbreis, der im 2. Lebensjahr nicht mehr täglich auf dem Tisch stehen soll. Einen wichtigen Platz nimmt jetzt in der Kost die **Kartoffel** ein, welche in jeder beliebigen Form zubereitet werden kann. Auch der in süddeutschen Gegenden und in einigen Gegenden Österreichs sehr beliebte Türkensterz aus Maismehl oder der Heidensterz aus Buchweizenmehl kann Kindern in dieser Altersstufe angeboten werden.

Selbst nicht ganz so leicht verdauliche **Gemüsesorten** können jetzt das Menü bereichern, wie Kohl-, Bohnen- und Krautsorten u. a. Wenn ein Kind ein bestimmtes Gemüse strikt zurückweist (z. B. den berüchtigten Spinat), sollte man es nicht damit quälen. Ißt ein Kind zum Ausgleich *genügend* Obst, muß es überhaupt kein Gemüse zu sich nehmen.

Obst soll in erster Linie in rohem Zustand dargeboten werden. Man darf es im Hinblick auf die so wichtige Kautätigkeit nicht zu stark zerkleinern. Auch eine ausgesprochene **Rohkost** ist jetzt schon empfehlenswert. Rohe Gemüsesäfte und rohes Gemüse, das manche Kinder mit „Heißhunger" genießen, sind besonders gesund, weil die Vitamine noch voll erhalten sind und die so wichtigen Mineralsalze nicht im Kochwasser aufgelöst und damit weggeschwemmt werden. Von den Rohobstspeisen hat das *Birchermüsli* eine besondere Berühmtheit erlangt, eine Vollwertnahrung, deren Basis aus Milch, Getreideflocken, geraffelten Äpfeln, Zitronensaft und gemahlenen Haselnüssen besteht. Nach Belieben können allerlei Frischobstsorten wie auch Beerenfrüchte dem Mus beigemengt werden.

Das **Ei** wird außer als Suppen- oder Gemüsezusatz, wie dies bereits im 2. Lebenshalbjahr der Fall war, jetzt auch in den üblichen, zahlreichen anderen Formen verwendet. Man denke an die verschiedenen Eierspeisen, wie Omeletten, Palatschinken, Rührei etc. Vorsicht ist allerdings bei zu Ekzem neigenden Kindern geboten. Ihre Empfindlichkeit tritt aber gegenüber dem Eiweiß und nicht gegenüber dem Eigelb, dem als Vitaminträger wertvolleren Bestandteil des Eies, auf. Nimmt ein Kind gerne Eier zu sich, kann man ihm unbedenklich eines pro Tag (aber nicht zwei täglich, wie das in Amerika üblich ist) geben.

Das Ei ist meistens auch Bestandteil von Teigwaren, die hauptsächlich aus Weizenmehl hergestellt werden, sowie von vielen anderen beliebten Speisen, wie Puddings, Aufläufen u. a. Sie alle seien empfohlen, wobei darauf hingewiesen werden muß, daß sie durchwegs, wie übrigens auch Weißbrot, viel weniger wertvolle Substanzen enthalten als Vollkornbrot oder Haferflocken.

So willkommen der Mehrzahl der Kinder gesüßte Speisen sind, so darf man sie damit nicht zu sehr verwöhnen; immer mehr sollten die nichtgesüßten Speisen in den Vordergrund gestellt werden.

Die schon im letzten Quartal des 1. Lebensjahres in den Speiseplan aufgenommenen tierischen Organe, wie Leber, Hirn, Bries und Milz, sind auch für das frühe Kindesalter dem eigentlichen Fleisch vorzuziehen. Dasselbe gilt auch für ungesüßte Mehlspeisen, wie eingemachte Nudeln, Reis gedünstet und eingemacht, Risotto, Knödeln und Nockerln (Knöpfli) etc.

Näschereien jeder Art sind eine große Gefahr für die Zähne. Kuchen, Kekse (die gerne an den Zähnen kleben bleiben) und Torten sind außerdem zu kalorienreich und enthalten keine Ballaststoffe; sie verderben leicht den Appetit für wertvolle Speisen. Als Zwischenmahlzeit sind sie besonders abzulehnen, da der Verdauungstrakt während der Nahrungspausen für seine Arbeit Ruhe haben soll. Wenn Kinder danach verlangen, ist gegen einen kleinen **Imbiß** als **Zwischenmahlzeit** in Form von Obst oder frischem Obst- oder Gemüsesaft sowie auch einmal einem kleinen Butterbrot nichts einzuwenden. All dies ist leicht verdaulich und schadet den Zähnen (mit Ausnahme des Brotes) am wenigsten.

Dann und wann *ein* Zuckerl (man bedenke, wie lange ein solches zwischen den Zähnen gewälzt wird), besser aber ein Stückchen Schokolade als Ausnahme, wird dem Kind nicht schaden. Nie sollten dem Kind eine Schachtel Bonbons oder andere Näschereien zur freien Verfügung überlassen werden. *Eis* ist dem zweijährigen Kind nur mit einer gewissen Zurückhaltung anzubieten; erst später kann man toleranter sein. Bei in dieser Hinsicht vernünftig gelenkten Kindern sind **Appetitstörungen** viel seltener als bei Kindern, denen dauernd etwas Süßes zugesteckt wird.

In diesem Alter ist das Verlangen nach „Süßem" bis zu einem gewissen Grad organisch bedingt und daher etwas Natürliches, hat doch der wachsende Körper im Vergleich zum fertigen Individuum einen größeren Bedarf an Kalorien. Auch hier ist es am besten, das „Bedürfnis" nach Süßspeisen dem Kind selbst zu überlassen. Daß manche Kinder süße Gerichte gar nicht bevorzugen, ist schon auf eine Selbstregulierung zurückzuführen. Jedenfalls soll man dem Kind nicht bei jeder sich bietenden Gelegenheit Naschwerk und Leckereien offerieren oder es davon kosten lassen; vielmehr ist es angezeigt, solche Dinge für das Kind unerreichbar bzw. unsichtbar zu machen.

Gegen **tiefgekühlte Nahrungsmittel** ist im Prinzip nichts einzuwenden. Sie dürfen aber, ebenso wie bereits einmal gekochtes Gemüse, nicht aufgewärmt werden, da sie infolge der beschleunigten Vermehrung pathogener Keime leicht verderben.

Oft besteht die **Appetitlosigkeit** nur in der Einbildung der Eltern, wenn diese feststellen, daß das Kind seinen Säuglingsspeck im 2. Lebensjahr allmählich verliert; es wird *schlank, aber nicht mager*, wie viele meinen. Dieses Schlankwerden ist „physiologisch", d. h. normal, und hat nichts mit einer krankhaften Appetitlosigkeit zu tun. Der bewegliche und lebhafte Kriechling benötigt naturgemäß mehr „Treibstoff" als der Säugling, doch ist sein Nahrungsbedarf offensichtlich relativ gering, da sein Körper von dem im 1. Lebensjahr gespeicherten Fettdepot zehrt.

Bestätigt eine Mutter auf Anfrage, daß es bei ihrem Kind täglich und *ausgiebig* zur Stuhlentleerung kommt, entspricht ihre Klage, „das Kind esse rein gar nichts", sicher nicht den Tatsachen. Ein Kind, das ständig in Bewegung und sichtlich vergnügt und lebenslustig ist, beweist damit, daß es ausreichend und richtig ernährt ist.

Wenn ein Kind die ihm mit mehr oder weniger Zwang „hineingestopfte" Speise nicht kauen will oder daran herumwürgt oder gar erbricht, oder wenn die Backentaschen oft bis zu einer Stunde mit Speisebrei gefüllt bleiben, dann wurden mit größter Wahrscheinlichkeit bei der Ernährung Fehler gemacht. Ein Beispiel: Das Kind spuckt nach langem Hin und Her schließlich seinen Mundinhalt aus und bekommt prompt im Austausch Milch vorgesetzt, damit es wenigstens etwas zu sich nimmt. Dem nicht hungrigen Kind gelingt es, die Milch rasch hinunterzutrinken. Damit wird es satt, und ein gesunder neuer Appetit kann nicht entstehen. Bei der nächsten Mahlzeit wiederholt sich das Spiel. Auch das Locken mit einer von ihm geschätzten Speise in der Absicht, es damit zur Einnahme einer weniger begehrten zu veranlassen, ist problematisch. Auf diese und manch andere Weise verursachen Eltern aus Ängstlichkeit oder weil sie es „gut meinen" und vor allem aus Mangel an einem besseren Wissen die so häufig beobachtete **Stuhlverstopfung.** Bei der nicht selten auftretenden Ablehnung von Speisen hilft nur „hungern" lassen, denn das Kind meldet sich von selbst, wenn es *wirklich* Hunger verspürt.

Eine Verstopfung beim sonst darmgesunden Kind läßt sich immer mit einer Umstellung der Nahrung beheben, zum Beispiel von zu eiweißhaltiger auf schlackenreiche Kost. Jedenfalls müssen vor allem eine zu einseitige Milchverabreichung in jeder Form sowie Käse-, Fleisch- und Eierspeisen auf ein minimales Maß reduziert werden. Eine medikamentöse Behandlung der Verstopfung ist in der Regel nicht erforderlich.

Die Nahrung eines Kindes nach dem **Kalorienwert** zu bemessen, ist praktisch nicht notwendig. Zur Orientierung sei angeführt, daß der Nahrungsbedarf im 2. Lebensjahr täglich 1000 Kalorien beträgt.

Zu den Mahlzeiten kann man das Kind etwas **Wasser trinken** lassen, wenn es Durst hat. Zwischen den Mahlzeiten sei man damit eher etwas zurückhaltend. Mehr als etwa einen Viertelliter Wasserzulage braucht das Kind gewöhnlich auch im Sommer nicht. Ob Wasser oder lichter Tee (egal welcher), der praktisch nur abgekochtes Wasser ist, gegeben wird, hat keine Bedeutung. Bei exzessivem Wasserverlangen muß natürlich ärztlicherseits nach der Ursache gesucht werden.

18. Ernährungsstörungen

Durch falsche Zusammensetzung oder Verderbnis der Nahrung verursachte Erkrankungen kommen beim Brustkind nicht vor; desgleichen spielen Darminfektionen so gut wie keine Rolle. Es kann zeitweilig der Fall sein, daß an Stelle der täglich ein- bis dreimal ausgeschiedenen, salbigen Stühle häufige, manchmal grüne, schleimbröckelige Entleerungen als **Durchfall** (Dyspepsie) auftreten: Das Kind leidet dabei unter Blähungen, Kolikschmerzen, schreit viel und schläft unruhig. Die Ursache ist nicht in der Qualität der Muttermilch zu suchen, wie dies oft fälschlich angenommen wird, sondern sie liegt in der *Konstitution* des Kindes. Meist handelt es sich um nervöse, sensible Kinder ebensolcher Eltern. Solange das Kind trotzdem, wie das fast stets der Fall ist, befriedigend gedeiht, besteht kein Anlaß zu einer besonderen Behandlung. Ganz verkehrt wäre es, deswegen ein Kind von der Brust abzusetzen. Änderungen der Stilltechnik und warme Umschläge auf den Bauch genügen in den meisten Fällen vollkommen.

Bei der schon im Kapitel „Stillpraxis" besprochenen **Stuhlverstopfung** handelt es sich um eine Scheinverstopfung, die dadurch bedingt ist, daß die Nahrung besonders gut ausgenützt wird und demzufolge wenig die Darmbewegungen anregende Gärungsprodukte vorhanden sind. Oft genügt es, ein weiches Darmrohr in den After einzuführen, um das Kind zum Ausstoßen des Stuhles zu veranlassen. Vor allzu häufigen **Klistieren** kann nur gewarnt werden.

Noch vor wenigen Jahrzehnten bildeten Ernährungs- bzw. **Durchfallerkrankungen beim künstlich ernährten Kind** die größte Krankheitsgruppe im Säuglings- und frühen Kleinkindalter. Diese bösen Zeiten sind wohl endgültig vorüber. Das Füttern mit adaptierter Säuglingsmilch, bei genauer Einhaltung der Zubereitungsanleitung und unter Beachtung größter Sauberkeit bei der Nahrungsvorbereitung, gewährleistet im allgemeinen ein ebenso normales Funktionieren der Verdauung wie beim gestillten Kind. Bei jeder anderen Ersatznahrung bestehen dagegen gewisse Gefahren. Jedenfalls kann die künstliche Ernährung so gelenkt werden, daß schwere Magen-Darm-Krankheiten und die damit oft verbundenen Krankenhausaufenthalte weitestgehend vermieden werden können. Die vielen Durchfallerkrankungen, die auch heute noch auftreten, sind meist leichter Natur und in der Regel einfach zu behandeln.

Der normale Stuhl eines künstlich ernährten Kindes hat die Beschaffenheit einer Paste, ist von graugelber oder lichtbrauner Farbe und bei den modernen Fertigpräparaten auch nicht ausgesprochen stinkend. Wenn sich häufige, dünne, schleimige, gar übelriechende Stühle einstellen, muß die Nahrung sofort abgesetzt werden, denn in diesem Fall ist sie möglicherweise verdorben oder sie ist nicht vorschriftsmäßig zusammengesetzt worden. Die Störung kann aber auch durch pathogene (krankmachende) Typen der gewöhnlichen Darmkeime (in seltenen Fällen auch durch andere Keime) entstehen.

Bei einer solchen Darmerkrankung soll dem Kind in den nächsten 12–24 Stunden nichts anderes als lichter Tee (es kann auch Schwarztee sein), eventuell statt mit Zucker mit Saccharin gesüßt, verabreicht werden. Der lauwarme Tee soll in größerer Menge, möglichst nur schluckweise, dafür aber öfter, getrunken oder mit dem Löffel verfüttert werden. Jede **Durchfallsbehandlung** setzt mit dieser „Teepause" ein. Zum Zweck der Entleerung des zersetzten Darminhalts bzw. zur Reinigung des Darmes gibt man danach weichgekochte, durch ein Haarsieb passierte Karotten (¼ kg Karotten auf ½ l Wasser) oder zerdrückte und schaumig geschlagene Bananen oder auch fein geschabte Rohäpfel, die mit dem Löffel neben dem Tee verabreicht werden, und zwar in einer Menge von ungefähr 200 g pro Tag. Einem ähnlichen Zweck dient das Johannisbrotmehl, das als Präparat „Arobon" im Handel ist. Hören die abnormen Darmentleerungen nach 24 oder höchstens 48 Stunden auf, so kann vorsichtig, d. h. in kleinen Portionen, mit sogenannten Heilnahrungen (fettarmen Pulvermilchen) oder mit Reisschleim-(evtl. auch Haferschleim-)suppen begonnen werden. Die Erweiterung der Nahrung muß sehr vorsichtig erfolgen, um Rückfälle zu vermeiden. Wichtig ist, daß nicht nur bei der oben beschriebenen „Teepause", sondern auch weiterhin der erhöhte Flüssigkeitsbedarf gedeckt wird. Fälle von Durchfall, deren Behandlung nicht bald zum gewünschten Erfolg führt, oder wenn die Erkrankung von Fieber und Erbrechen (Ringe um die Augen) begleitet ist, erfordern unbedingt Therapieanweisungen des Arztes. Der Kinderarzt wird je nach Allgemeinzustand des Kindes gegebenenfalls von den heute zur Verfügung stehenden modernen chemotherapeutischen Heilmitteln Gebrauch machen müssen.

Wenn der Stuhl eines künstlich ernährten, gesunden Kindes fest oder hart wird oder gar aus kleinen harten Bällchen (in Österreich „Ziegenbemmerln" genannt) besteht und wenn er nicht täglich ausgeschieden wird, sprechen wir von **Obstipation** (Verstopfung). Hat man das Gefühl, daß der harte Stuhl Schmerzen bereitet, muß man dem Kind umso eher Erleichterung verschaffen. In den ersten Lebensmonaten gibt man dem zu Verstopfung neigenden Kind täglich einen Teelöffel eines Malzextrakts in Form von Biomalz, in wenig Wasser oder Tee gelöst oder direkt mit der Nahrung vermengt. Etwas weniger gut als Malzextrakt wirkt auch Milchzucker (mehrmals täglich ein Kaffeelöffel). Bei manchen Kindern zeigt auch Obstsaft den gewünschten Erfolg. Im frühen wie im späteren Säuglingsalter sollte man bei „hartleibigen" Kindern daran denken, daß Gemüse in der Regel einen mehr abführenden, Milch dagegen einen eher stopfenden Einfluß ausübt. Empfiehlt sich also in dem einen Fall frühzeitige und ausgiebige Gemüse- und Obsternährung, so wird man im anderen Fall, d. h. bei weichen Stühlen, damit zurückhaltend sein.

Der im 2. Lebensjahr recht häufigen Verstopfung muß schon deshalb entgegengearbeitet werden, weil sie mitunter zu einer außergewöhnlichen **Appetitlosigkeit** führt.

Kinder, die an schweren Formen von Verstopfung leiden, müssen natürlich ärztlich behandelt werden. Eltern sollten nicht versuchen, das Übel in eigener Kompetenz zu kurieren; es können nämlich neben den organischen auch psychische Ursachen eine Rolle spielen.

Wenn auch in den ersten zwei Lebensjahren die **Fettsucht** noch keine so große Bedeutung hat wie im späteren Kindesalter, so sollte man sich doch stets bewußt sein, daß beim künstlich ernährten Kind schon jetzt die Gefahr der Überfütterung besteht. Bei zu reichlicher Ernährung bilden sich überzählige Fettgewebszellen, die schwer abzubauen sind. Eine Drüsenstörung, die häufig angenommen wird, liegt dem Dicksein äußerst selten zugrunde. Es handelt sich fast immer um eine zu konsistente, die Konstitution des Kindes zuwenig berücksichtigende Kost, die ein unerwünschtes Übergewicht zur Folge hat.

Erbrechen ist ein Symptom, das viele Ernährungsstörungen begleitet. Als harmlose Erscheinung beim Brustkind wurde es im Kapitel Stillpraxis schon beschrieben. Beim künstlich ernährten Kind wird man diesem Symptom gegenüber in der Beurteilung unbedingt vorsichtiger sein müssen. Manchmal nützt beim Flaschenkind eine Änderung der Fütterungstechnik, wie z. B. die Darreichung der Flasche bei geänderter Körperlage (nie sollte man die Flasche dem im Bett liegenden Kind unachtsam und lieblos in den Mund halten), Modifizierung des Saugers (Lochgröße), Aufstoßen lassen, Einschränkung größerer Unregelmäßigkeiten bei der Nahrungsaufnahme usw.

Am leichtesten abgrenzbar unter den vielen Arten der Erbrechenserscheinungen ist die pathologisch geschlossen auftretende Brechkrankheit, die man als **Pförtnerkrampf** (Pylorospasmus) bezeichnet. Die Krankheit beginnt in der Regel im 1., aber kaum jemals nach dem 3. Lebensmonat. Die Häufigkeit ist bei Knaben größer als bei Mädchen, zwischen Brustkindern und Flaschenkindern dagegen gibt es keinen Unterschied. Die Symptome sind wiederholtes Erbrechen – nicht selten nach jeder Mahlzeit –, entweder unmittelbar nach dem Trinken oder aber auch später, ferner

Schmerzäußerungen, jäher Gewichtsverlust, Scheinverstopfung, eventuell sichtbare Magensteifung.

Ausgelöst wird diese Erkrankung durch eine krankhafte Enge oder auch einen Verschluß des abnorm langen und starken Pförtnermuskels, gegen den sich der gefüllte Magen vergebens aufbäumt; der größte Teil der Nahrung gelangt nicht in den Darm. Dieses Leiden kann durch eine völlig gefahrlose Operation behoben werden. Eine Röntgenaufnahme sichert die Diagnose.

Das Erbrechen als Symptom hat sehr oft nervöse Ursachen, auf die hier im einzelnen nicht eingegangen werden kann.

V. DAS KRANKE KIND

1. Vorkommnisse bei der Geburt

Allein die **niedrige Säuglingssterblichkeit** am Beginn der achtziger Jahre weist auf die gewaltigen Fortschritte hin, die die Geburtshilfe in den letzten zehn Jahren gemacht hat. Lebensbedrohliche Schädigungen kommen heutzutage glücklicherweise nur noch selten vor; sie werden ganz verschwinden, wenn einmal für *alle* Kinder bei ihrer Geburt die gleichen optimalen Voraussetzungen gewährleistet sind. Natürlich kann es trotzdem immer wieder zu gewissen Verletzungen kommen, zum Beispiel zum Zerreißen von kleinsten Blutgefäßen (sogenannten Kapillaren) mit nachfolgender Blutung, zu Zerrungen oder Druck auf gewisse Armnerven oder Nervenbündel, und zu manch anderem. Die daraus resultierenden Schädigungen, wie etwa leichte Lähmungssymptome, haben aber praktisch keine Bedeutung, weil sie sich im allgemeinen im Laufe der folgenden Tage und Wochen ohne größere Behandlung zurückbilden.

Die Kopfblutgeschwulst (Kephalhämatom) ist ein Bluterguß zwischen Schädelknochen und äußerer Beinhaut, der dadurch zustande kommt, daß bei starken Wehenstößen sich die Beinhaut über dem Knochen brüsk verschiebt und dadurch kleine Blutgefäße, die dazwischen festhaften, zerreißen. Die dabei entstehende, halbkugelige, schwabbelnde Beule kann die Größe eines kleinen Apfels, mitunter aber auch Faustgröße erreichen. Meist sitzt sie über dem Scheitelbein, seltener über dem Hinterhauptbein; gelegentlich entstehen auch zwei oder drei solcher verschieden großer Blutgeschwülste. Diese Gebilde können mehrere Wochen (selten Monate) bestehen, bilden sich aber mit der Zeit von selbst restlos zurück und sind somit ganz harmlos.

Bei allen Neugeborenen *sinken einige Gerinnungsfaktoren* des Blutes in den ersten Lebenstagen ab, trotzdem kommt es in der Regel zu keiner Blutung. Bei einer Übersteigerung dieser zunächst normalen (physiologischen) Erscheinung können aber – meist am 3. bis 5. Tag – Blutungen aus dem Darm, blutiges Erbrechen und Abgang bluthaltiger Stühle auftreten. Dieses Krankheitsbild ist in dieser Form im späteren Säuglingsalter, ja überhaupt im späteren

Leben nicht mehr zu beobachten. Wir sprechen hier von einer *Meläna* („Blutungsübel"), die leicht behandelt werden kann.

Mit diesen Störungen des Gerinnungsvorgangs hat die gar nicht so selten vorkommende, absolut harmlose *Scheidenblutung* bei Mädchen nichts zu tun. Diese tritt gewöhnlich um den 4. bis 6. Tag nach der Geburt auf, ohne später wiederzukehren. Eine Behandlung ist nicht notwendig. Hier sei auch auf die bei fast allen neugeborenen Mädchen vorkommenden *Schleimabgänge* aus dem Genitale hingewiesen, welche auf die Einwirkung gewisser Hormone, die von der Mutter auf das Kind übergehen, zurückgeführt werden.

Von den durch die Geburt hervorgerufenen *Knochenverletzungen* kommt heute nur noch dem Schlüsselbeinbruch eine gewisse Bedeutung zu, da er gar nicht so selten ist. Er bleibt allerdings zunächst oft unbemerkt, bis sich nach Tagen an der Bruchstelle eine knochenharte Schwellung zeigt, der sogenannte Kallus, der aus neugebildetem Knochen besteht und auf den bereits eingetretenen Heilungsprozeß hindeutet. Da die Gefahr einer Lageveränderung der Bruchstücke nicht besteht, erweist sich eine Behandlung als überflüssig.

Nervenverletzungen können im Bereich des Gesichts und der Arme entstehen. Die Nervenverletzung im Gesicht kommt bei einer Zangengeburt durch den Druck des Zangenlöffels zustande. Man erkennt sie daran, daß beim Schreien das Gesicht auf der verletzten Seite unbeweglich bleibt. Eine Armlähmung kann durch einen mit den Fingern bei der Entwicklung des Kopfes in der Gegend oberhalb des Schlüsselbeins ausgeübten Druck hervorgerufen werden. Der gelähmte Arm hängt schlaff herab und ist nach innen gedreht. Ganz ähnliche Symptome können Zerrungen im Schultergelenk zeitigen. Die Heilungsaussichten bei all diesen leichten Verletzungen sind sehr günstig; sie pflegen im übrigen meistens nach wenigen Tagen von selbst zu verschwinden.

Der *angeborene Schiefhals* ist medizinisch noch nicht vollkommen abgeklärt. Wahrscheinlich handelt es sich um einen Riß des Kopfnickmuskels noch in der Gebärmutter durch Schulterdruck. Es kommt anschließend zur Narbenbildung im Muskelgewebe und daher zur Schrumpfung, d. h. Verkürzung des Muskels: Wir nennen das eine bindegewebige Entartung. Dies allein kann schon zu einer mehr oder weniger ausgeprägten Schiefhaltung des Kopfes führen. Tritt während der Geburt in dem erwähnten Muskel zusätzlich eine Blutung auf, bildet sich nicht selten am Hals eine deutliche, spindelförmige Verdickung. Die meistens geringe Schiefhaltung des Kopfes, oft einhergehend mit leichter Asymmetrie des Gesichtes, wird in vielen Fällen wegen ihrer Unauffälligkeit erst zu Hause von den Eltern wahrgenommen. Die Blutung saugt sich nach einigen Monaten auf, doch auch der Schiefhals bildet sich von selbst teilweise oder ganz zurück; nur in den seltensten Fällen muß operiert werden. Es ist dies ein typisches Beispiel für die erstaunliche Selbstheilungstendenz in dieser frühen Altersstufe.

Die wichtigsten und folgenschwersten Geburtsverletzungen sind jene im Schädelinnern. Es handelt sich entweder um Blutungen oder auch nur um eine der Gehirnerschütterung gleichzustellende, anatomisch nicht nachweisbare Schädigung der Gehirnsubstanz infolge von Gefäßkrämpfen (sog. Spasmen), die schlimmstenfalls in der Folge zu Erweichungsprozessen führen. Der Vielfalt der pathologisch-anatomischen Veränderungen im Gehirn und in den Hirnhäuten entspricht eine Reihe von Allgemeinsymptomen, die man den eingetretenen Schädigungen nicht präzise zuordnen kann.

Hervorstechendes Symptom sind Störungen des Bewußtseins (Sensorium), die auch Laien auffallen, wie etwa Benommenheit, unnatürliche Schläfrigkeit bis zu Bewußtlosigkeit. An die Stelle des normalen Schreiens tritt klägliches Wimmern. Mitunter kommt es zu Krämpfen, die an epileptische Anfälle erinnern. Oft findet man eine stark erhöhte Muskelerregbarkeit, wie auch eine allgemeine Muskelsteifheit, in anderen Fällen wiederum manifestiert sich das Gegenteil, nämlich eine vollkommene Muskelschlaffheit. Diese Erscheinungen können nach einigen Tagen abklingen, sich aber auch steigern, denn bei Blutungen besteht immer die Gefahr einer Nachblutung. Diese Gefahr veranlaßt den Arzt, vorbeugend blutstillende Mittel zu verabreichen. Was das spätere Schicksal solcher Kinder betrifft, ist die Möglichkeit einer totalen Heilung gegeben, doch können auch dauernde Schäden zurückbleiben, sei es eine mehr oder minder schwere Beeinträchtigung der geistigen Entwicklung, seien es körperliche Folgezustände, wie Lähmungen, Muskelstarre, Krampfneigung, Fehlen des normalen Nahrungsverlangens usw.

Nimmt nach einer vorerst wesentlichen Besserung, die Monate und auch länger anhalten kann, die Symptomatik neuerlich zu, so dürfte es sich meist um Veränderungen nach einer Gehirnentzündung handeln, die an sich wie ein leichter Infekt mit Fieber verläuft und zu der das durch einen ungewöhnlichen Geburtsverlauf geschädigte Gehirn erhöhte Bereitschaft zeigt.

Bis nach dem 2. Weltkrieg konnte man gegen Gehirnschädigungen nur wenig unternehmen. Das hat sich seither geändert. Heute gibt es Behinderteninstitutionen, in denen durch eine Vielzahl von

Spezialmaßnahmen wirkungsvoll und erfolgreich gearbeitet wird. Man hat es sich zur Aufgabe gemacht, durch die gezielte Betreuung und Behandlung der Behinderten ein Maximum zu erreichen.

Die Hauptaufgabe liegt natürlich auf prophylaktischem Gebiet, also beim Geburtshelfer. Er hat nicht nur dafür zu sorgen, daß die traumatische (verletzende) Einwirkung auf den Schädel während der Geburt so gering wie möglich ist, sondern er muß auch bestrebt sein, den für das Kind so gefährlichen Atemstillstand (Asphyxie) im Mutterleib auf das Minimum zu beschränken. Bei Atemstillstand fördern die dabei eintretenden Stauungsvorgänge im Gehirn das Zustandekommen eines Gehirnschadens bei einer infolge irgendwelcher Umstände erschwerten Geburt. Atemnot (bzw. -stillstand) und Pulslosigkeit unmittelbar nach der Geburt (extrauterin) sind meist als Folge einer Stauungsschädigung anzusehen. Der heute gegenüber früheren Zeiten viel häufiger vorgenommene *Kaiserschnitt* (Sectio caesario) ist jeder verzögerten, schwierigen Entbindung auf normalem Wege vorzuziehen. Allerdings besteht auch bei Kaiserschnittkindern zuweilen die Gefahr von Geburtsschädigungen. Das ist der Grund, weshalb diese Art der Entbindung, wenn sie nicht unbedingt erforderlich ist, vermieden werden sollte. Das *starke Absinken der Fälle von Totgeburt und der Todesfälle* in der 1. Lebenswoche (das ist die sogenannte **perinatale Mortalität**) im Verlaufe von nur wenigen Jahrzehnten zeigt, daß die Geburt für das Kind kein ernstes Risiko in sich birgt und sie für die Mutter selbst in Anbetracht einer kaum mehr bestehenden Lebensgefahr sozusagen problemlos geworden ist. Die perinatale Sterblichkeit wird in den nächsten zehn bis fünfzehn Jahren noch weiter absinken, nämlich auf die Hälfte der derzeitigen.

2. Das frühgeborene Kind

Die normale Geburt erfolgt nach einer Schwangerschaftsdauer von 40 Wochen, d. h. 280 Tagen. Als normal gelten auch Geburten von etwa zehn Tagen vor oder nach diesem Termin. Es gibt keine Möglichkeit, den Zeitpunkt der stattgefundenen Empfängnis mit absoluter Sicherheit zu bestimmen. Einem international akzeptierten, alten Vorschlag zufolge werden heute alle Kinder, deren Geburtsgewicht unter 2500 g liegt, als „Frühgeborene" bezeichnet bzw. gewertet. Diese Festlegung ist vom praktischen Standpunkt aus im Hinblick auf die ärztliche Behandlung und die Pflege sicher zweckmäßig. Auch für statistische Vergleiche hat diese Grenzziehung, bei der einzig das Gewicht maßgebend ist, ihre Berechtigung.

Dabei muß man sich aber darüber im klaren sein, daß damit sehr Verschiedenartiges zusammengefaßt wird. Die Gruppe „Frühgeborene" umfaßt außer den tatsächlich vorzeitig geborenen und entsprechend unreifen Kindern auch die am normalen Schwangerschaftsende geborenen, jedoch untergewichtigen und unreifen Kinder. Anderseits werden ihr aber auch jene Kinder zugerechnet, die wohl „ausgetragen", reif, aber untergewichtig sind. Im Falle der beiden letzten Gruppen kann eine anlagebedingte Verlangsamung des Wachstums im Mutterleib oder irgendeine Schädigung während der Fetalperiode die Ursache sein. In der medizinischen Wissenschaft hat sich für den Terminus „Frühgeborenes" auch die angelsächsische Bezeichnung „low birth weight infants" („Kinder mit niedrigem Geburtsgewicht") durchgesetzt.

Die Häufigkeit der Frühgeborenen schwankt in den verschiedenen Ländern von 3–10%; in unseren Breiten liegt sie bei 5–7%. Ab einem Gewicht von etwa 600 g haben die Frühgeborenen Aussicht, am Leben zu bleiben.

Die Herabsetzung der Frühgeborenenrate ist heute wahrscheinlich das bedeutendste Problem der modernen Geburtshilfe. Länder mit niedrigen Frühgeburtenzahlen weisen in der Regel auch die geringste Säuglingssterblichkeit auf, so zum Beispiel die skandinavischen Länder, insbesondere Finnland. Die vorgeburtliche Betreuung der Schwangeren ist trotz des Wissens um die Bedeutung für Mutter und Kind in Österreich und in der Bundesrepublik Deutschland im Gegensatz zu den meisten europäischen Ländern noch nicht entsprechend ausgebaut worden. Diesem als Schwangerenvorsorge (früher Schwangerenfürsorge) bezeichneten Zweig des öffentlichen Gesundheitswesens fällt nicht zuletzt auch im Hinblick auf die Bevölkerungspolitik vorrangige Dringlichkeit zu. Nur solche Schwangerenbetreuungsstellen werden ihre Aufgabe optimal erfüllen können, die in ausreichender Zahl mit fachlich und psychologisch gut ausgebildeten Ärzten und Schwestern sowie Sozialarbeitern besetzt sind.

Die *Ursachen der Frühgeburt* sind mannigfaltig. Am häufigsten sind es chronische Krankheiten der Mutter, die dazu führen, aber auch Traumen bei erwerbstätigen Frauen, Nikotin- und Alkoholmißbrauch oder ungenügende Ernährung in den letzten Schwangerschaftsmonaten. Es gibt auch eine familiär bedingte Frühgeburt, d. h. bei an sich ganz gesunden Frauen endet die Schwangerschaft stets frühzeitig. Außerdem können seelische Erschütterungen während der Schwangerschaft zu einer Frühgeburt führen. Zwillings- und Mehrlingskinder sind häufig Frühgeborene.

Oft genug bleibt die Ursache der Frühgeburt in einem sehr hohen Prozentsatz unklar. Vermutlich sind aber meistens krankhafte Zustände ausschlaggebend, die durch vorbeugende Maßnahmen hätten behoben werden können.

Frühgeborene mit extrem niedrigem Geburtsgewicht und relativ wenig Überlebenschancen sind eher selten. Mit zunehmendem Gewicht bessern sich die Lebensaussichten beträchtlich. Kinder mit einem Geburtsgewicht von über 1500 g sind unter guten Pflegebedingungen nicht mehr gefährdet als reife Kinder mit normalem Geburtsgewicht.

Was das frühgeborene im Vergleich zum ausgetragenen Kind in Gefahr bringt, ist im wesentlichen die *Unreife seiner Organe und die Rückständigkeit seiner funktionellen Leistungen.* Die äußeren Zeichen der Unreife sind unter anderem in den ersten Lebenstagen: die auffallend rote Hautfarbe, die starke Entwicklung der Flaumhaare (Lanuge) besonders an den Wangen und am Schultergürtel, die sehr dünnen Fettpolster, die unvollkommene Ausbildung der Fingernägel, der Ohrmuschel und der äußeren Geschlechtsteile (stark klaffende große Schamlippen beim Mädchen; beim Knaben sind die Hoden oft noch nicht im Hodensack). Das frühgeborene Kind liegt meist in tiefem Schlaf und gibt nur wenige Lebensäußerungen von sich. Es schreit nur selten von selbst und zeigt auch noch kein richtiges Nahrungsverlangen. Von besonderer Bedeutung ist die noch sehr geringe Reflexerregbarkeit. Diese bewirkt vor allem Störungen der Wärmeregulation und des Atemvorgangs und macht sich beim Saug- und Schluckakt bemerkbar. Häufiger als das ausgetragene Kind leidet das Frühgeborene an starker Gelbsucht. Frühgeborene mit einem Geburtsgewicht von unter etwa 1800 g werden in einen **Inkubator** gelegt.

Es ist den Ergebnissen von tiefgreifenden Forschungen der letzten drei Jahrzehnte auf dem Gebiet der Neugeborenenmedizin (Neonatologie) zu verdanken, daß es heute mit Hilfe moderner Apparate und Behandlungsmethoden gelingt, lebensbedrohliche Komplikationen auch beim sehr kleinen Frühgeborenen zu verhindern und sein Schicksal aussichtsreich zu gestalten *(Intensivpflege).*

Kinder mit sehr niedrigem Geburtsgewicht werden im allgemeinen in speziellen sogenannten *Frühgeborenenabteilungen* untergebracht, was oft zu einer längeren Trennung von Mutter und Kind führt. Der Transport des Kindes über größere Entfernungen von einem Krankenhaus zum anderen ist erfahrungsgemäß mit gewissen Risiken verbunden. Da die Wahrung der *Mutter-Kind-Einheit* beim Frühgeborenen ganz besonders wichtig ist, muß dafür gesorgt werden, daß die Mutter nach der Entlassung aus der Entbindungsanstalt den Kontakt mit ihrem Kind, auch wenn es noch in Intensivpflege steht, dauernd aufrechterhält. Während dieser Zeit muß der Milchfluß natürlich durch Abpumpen gesichert bleiben. Ist der Moment gekommen, in dem das Kind angelegt werden kann, sollte die Mutter unbedingt in eine der Frühgeborenenabteilung angeschlossene *Mütterstation* aufgenommen werden. Dort hat sie Gelegenheit, die Versorgung und Pflege ihres Kindes bis zu einem gewissen Grad selbständig zu übernehmen. Damit wird sie unter fachgemäßer Einführung mit den Bedürfnissen ihres Kindes vertraut gemacht, und eine Entfremdung zwischen Mutter und Kind, wie das früher fast die Regel war, wird vermieden. Eine Frühgeborenenabteilung ohne dazugehörige Mütterstation ist etwas Unvollkommenes.

Die wesentlichen *Elemente der Intensivpflege* sind: Konstanterhaltung einer Temperatur von 36,5°–37° im Inkubator, richtige Sauerstoffkonzentration und optimale Luftfeuchtigkeit bei Atemstörungen bzw. bei Blausucht (Zyanose, das ist ein mangelhafter Übertritt des Sauerstoffs aus der Lunge in das Blut), zusätzliche Sauerstoffzufuhr, ferner im Bedarfsfall antibiotische Therapie, künstliche Beatmung und gegebenenfalls Austauschtransfusionen bei pathologischer Neugeborenengelbsucht; des weiteren rechtzeitige Korrektur von Hypoglykämie (pathologische Senkung des Zuckerspiegels) und Acidose (Säuerung des Blutes).

Trotz wesentlicher Verbesserung der „Aufzucht"bedingungen (leider gibt es im Deutschen dafür noch keine schönere Bezeichnung) weist eine Analyse der Krankheits- bzw. Todesursachen darauf hin, daß in bezug auf die Lebensaussichten ein extrem niedriges Geburtsgewicht, sogenannte „Hyaline Membranen" (Lungenentfaltungsstörungen) und Hirnschädigungen (meist Gehirnblutung) heute immer noch eine große Rolle spielen. Sicherlich sind aber auch ungünstige familiäre und soziale Verhältnisse (ledige Mutter, Scheidung, wirtschaftliche Notlage) oft für eine Fehlentwicklung des frühgeborenen Kindes ursächlich verantwortlich.

Ein ganz besonderes Problem der Frühgeborenen stellt *deren Ernährung* dar. Wie bei der Lungenatmung ist auch das Funktionieren des Saug- und Schluckmechanismus von einem gewissen Reifegrad abhängig. Die direkte Ernährung an der Mutterbrust ist bei Kindern unter 2000 g nur ausnahmsweise erfolgreich.

Bei schwachen Frühgeborenen muß auch auf das Saugen aus der Flasche verzichtet werden. Dagegen gelingt in der Regel die Ernährung mit der Schlundsonde ohne Schwierigkeiten: Eine Plastiksonde wird durch die Nase des Kindes über die Speiseröhre in den Magen eingeführt. Sie kann nach jeder Mahlzeit herausgenommen oder an Ort und Stelle belassen werden.

Für ein frühgeborenes Kind soll als Anfangsnahrung nach Möglichkeit nur Milch der eigenen Mutter in Frage kommen. Darüber sind sich heute alle Kinderärzte einig. Ist die Muttermilchmenge zunächst unzureichend, so verwendet man Frauenmilch, die praktisch immer zur Verfügung steht.

Wenn auch genaue Zahlen nicht vorliegen, so kann doch gesagt werden, daß *heute höchstens 10% aller überlebenden Frühgeborenen für ihr weiteres Leben ernstlich benachteiligt* sind. Durch zu erwartende Fortschritte in der „intensiven" medizinischen Behandlung und der sozialen Für- und Vorsorge (Verhütung pränatal verursachter Erkrankungen) können wahrscheinlich die derzeitigen Ergebnisse noch wesentlich verbessert werden.

Frühgeborene Kinder schaffen oft *Probleme psychosozialer Art.* Leicht werden Eltern eines frühgeborenen Kindes dazu verleitet, die Entwicklung ihres Kindes mit den Fortschritten ausgetragener Kinder zu vergleichen, was nicht selten zu Verunsicherung und auch zu unmotivierten Schuldgefühlen führt. Um sich zu beruhigen, glauben sie, ihrem Kind sollte eine besondere Betreuung zuteil werden, was aber keineswegs nötig ist. Hier wären aufklärende und offene Gespräche mit einem erfahrenen Kinderarzt vonnöten.

Natürlich möchten Eltern von Frühgeborenen möglichst genau wissen, wie sich ihr Kind später körperlich entwickeln wird. Es ist nicht leicht, bei einem frühgeborenen Kind den „normalen" Verlauf der Gewichtskurve vorauszusagen. Es gibt Frühgeborene, die am Ende des 1. Lebensjahres, ja mitunter schon nach einigen Monaten, ihre bei der Geburt normalgewichtigen Altersgenossen eingeholt haben. Andere wiederum brauchen dazu mehrere Jahre. Freilich gibt es besonders bei stark untergewichtig Geborenen auch solche, die in ihren Körpermaßen stets unter dem Durchschnitt bleiben; sie sind aber den „normalen" Altersgenossen im allgemeinen weder physisch noch geistig unterlegen.

3. Die klassischen Infektionskrankheiten

Von einer eingehenden Beschreibung der **Diphtherie** können wir absehen, da diese Erkrankung in den letzten Jahrzehnten rapide abgenommen hat und in Europa nur vereinzelte, ganz eng begrenzte Epidemien ausgebrochen sind. Derzeit scheint die Diphtherie gänzlich verschwunden zu sein. Wenn aber auch die Diphtherie im gegenwärtigen Krankheitsspektrum der bakteriellen Infektionskrankheiten so gut wie bedeutungslos ist, sollte man doch daran denken, daß sie in vereinzelten Fällen wieder einmal auftauchen könnte. Jedenfalls darf man auf die zwei oder drei Diphtherie-Schutzimpfungen (im Rahmen der Mehrfachimpfung) nicht verzichten, um das Kind auf diese Weise vor einer, wenn auch praktisch fast auszuschließenden Diphtherieansteckung zu schützen. Die Therapie bei einer Diphtherieerkrankung besteht bzw. bestünde in der Verabreichung von Antitoxin und von Antibiotika.

Für **Scharlach** ist das Kind in den ersten Lebensmonaten kaum oder gar nicht empfänglich; diese Krankheit tritt meistens zwischen dem 2. und dem 8. Lebensjahr auf. In den letzten zwei bis drei Jahrzehnten hat der Scharlach seine „Gemeingefährlichkeit", die ihm früher zugeschrieben wurde, gänzlich verloren. Sein Verlauf ist harmlos. Todesopfer fordert er nicht mehr. Welcher Schutzgeist (Genius epidemicus) für den Wandel in der Geschichte dieser und anderer Infektionskrankheiten verantwortlich ist, wissen wir nicht. Der Erreger ist heute bekannt, es ist ein Streptokokkus. Wird sofort nach Erkennen der Krankheit und richtiger Einschätzung der mit ihr einhergehenden typischen Scharlachangina Penicillin verordnet, wird es kaum Komplikationen geben. Der Scharlach kann in so unauffälliger Weise verlaufen, daß er erst infolge einer leichten Schuppung der Haut an den Fingern und Füßen bzw. nur an deren Spitzen diagnostiziert wird. Als typische Scharlachsymptome gelten: mäßiges Fieber, Kopfschmerzen und der flächenförmige (zum Unterschied von dem fleckigen Ausschlag bei Masern), von weitem als Rötung der Haut erscheinende Ausschlag. Vielfach nur am Bauch, in den Achselhöhlen und in der Leistenbeuge, eventuell am Rücken lokalisiert, blaßt er oft schon nach Stunden oder wenigen Tagen ab und kann leicht übersehen werden. Von einer Scharlachzunge spricht man, wenn die Zunge stark gerötet und höckrig ist (Himbeer- bzw. Erdbeerzunge). Obwohl Komplikationen, wie zum Beispiel Nierenentzündungen, äußerst selten sind, sollte man vorsorglich drei Harnkontrollen durchführen. Die in manchen Ländern noch bestehende Anzeigepflicht ist veraltet und nicht mehr sinnvoll. Auch ein Krankenhausaufenthalt ist heute normalerweise nicht mehr notwendig. Von einer vor geraumer Zeit noch üblichen Schutzimpfung, die kaum wirksam war, ist man abgekommen.

Ein neugeborenes Kind, das von einer **Maserninfektion** bedroht wurde, erwirbt die Krankheit so gut wie sicher nicht. Diese angeborene Unempfindlichkeit in einer „durchmaserten" Bevölkerung geht auf die selbst auch unempfänglich gewordene Mutter zurück. Es handelt sich hierbei um eine übernommene, also passive Immunität. Sie hält sich etwa über drei bis vier Monate auf voller Höhe. Erst ungefähr um die Mitte des 1. Lebensjahres erkrankt – und in einem solchen Fall nur in abgeschwächter Form – etwa die Hälfte der einer Ansteckung ausgesetzt gewesenen Kinder. Am Ende des 1. Lebensjahres ist die Empfänglichkeit bereits eine allgemeine.

Der Erreger ist ein erst vor 25 Jahren entdeckter Virus. Dieser ist sehr empfindlich und geht außerhalb des menschlichen Körpers rasch zugrunde. Man braucht daher mit gesunden Keimträgern nicht zu rechnen, d. h. Eltern und Arzt können die Krankheit weder durch ihren Körper noch durch Gegenstände anderswo „hinbringen". Die Viren werden nur vom Kranken selbst und nur während weniger Tage durch Kontakt, aber auch durch Luftzug über Entfernungen, die über die Tröpfcheninfektion hinausreichen, übertragen. Ansteckungen über Hausflure oder gar Stockwerke hinaus sind selten.

Die Inkubationszeit beträgt 8–21 Tage. In der Praxis handelt es sich allerdings fast immer um 9–11 Tage.

Das sogenannte Vorstadium nimmt seinen Anfang mit Fieber und einem Katarrh der oberen Luftwege (also mit Schnupfen und Husten) und der Bindehäute. Die Temperatur steigt schnell auf 39° und darüber, das Kind ist weinerlich und schlecht gelaunt. Während einer Epidemie (es gibt keine ausgeprägte Saisonbevorzugung) ist die Diagnose leicht; sie wird gesichert durch das Auftreten der sog. Koplik'schen Flecken an den Wangenschleimhäuten. Es sind dies kleine, weiße Stippchen (Fleckchen) auf der geröteten Wangenschleimhaut.

Etwa vier Tage nach diesem Vorstadium beginnt das Ausschlagstadium. Jetzt nehmen die katarrhalischen Erscheinungen zu, und die Schleimhaut der Mundhöhle zeigt eine kleinfleckige Rötung (Enanthem). Der Husten wird bellend, was anzeigt, daß der Ausschlag der Schleimhaut auf Kehlkopf und Luftröhre übergegriffen hat. Zu Beginn des Ausschlagstadiums sinkt das Fieber zwar etwas ab, es steigt aber wieder an, wenn sich hinter den Ohren und im Gesicht der typische Masernausschlag (Exanthem) zu entwickeln beginnt. Dieser besteht aus kleineren und größeren roten Flecken, die an vielen Stellen zusammenfließen. Er „wandert" über den Stamm (Bauch, Arme und Rücken) bis zu den Füßen. Die so gut wie immer, jedoch mehr oder weniger heftig auftretende Bindehautentzündung veranlaßt manche Pflegepersonen, die Kinder in ein fast finsteres Zimmer zu legen aus Angst vor Folgeerscheinungen, zum Beispiel späterer Beeinträchtigung des Sehvermögens. Es genügt aber vollkommen, die Augen vor grellem Licht zu schützen und das Zimmer etwas abzudunkeln. Meist verlangen dies die Kinder selbst. (Lichteinfall vom Fenster nicht ins Gesicht, sondern gegen den Rücken.)

Sobald der Ausschlag voll ausgebildet ist, beginnt bei unkomplizierten Fällen schnelles Abflauen der Krankheitssymptome. Die Ansteckungsfähigkeit ist zu Ende, die Temperatur wird innerhalb von ein bis zwei Tagen normal; auch die Katarrhe klingen ab. Machte das Kind am Höhepunkt der Erkrankung einen schwerkranken Eindruck, so bessert sich sein Zustand jetzt schnell. Nach relativ raschem Verschwinden des Ausschlags zeigt die Haut eine feine (kleienförmige), kaum wahrzunehmende Abschuppung. Ob noch ein paar Tage Bettruhe eingehalten werden soll, hängt vom Allgemeinzustand des Kindes ab.

Wenn auch der Verlauf von Masern in jüngster Zeit im akuten Stadium in milderer Form auftritt, so muß doch darauf hingewiesen werden, daß im letzten Abschnitt des ersten Lebensjahres und vor allem im zweiten Lebensjahr die Erkrankung nicht ungefährlich ist, denn in dieser Altersstufe kann es zur häufigsten und gefährlichsten Masernkomplikation kommen, nämlich zur Lungenentzündung (Bronchopneumonie). Bei bereits an einer anderen Erkrankung leidenden oder wegen verminderter Abwehrkraft geschwächten Kindern wird man durch intramuskuläre Gabe von menschlichem Gammaglobulin in den ersten vier Tagen nach Kontakt mit einem Masernkind den Ausbruch der Erkrankung zu verhindern versuchen, zumindest aber zu erreichen trachten, daß der Verlauf ein milder wird. Obzwar die Masern von gesunden Säuglingen, namentlich von Brustkindern, im allgemeinen gut überstanden werden, haben wir doch allen Grund, die Kinder in dieser frühen Altersstufe vor der Erkrankung zu schützen.

Von der seit zirka zehn Jahren bestehenden Möglichkeit einer Schutzimpfung sollte unter allen Umständen Gebrauch gemacht werden, vor allem wegen der bereits oben erwähnten Bronchopneumonie, aber auch wegen anderer möglicher Komplikationen, wie Mittelohrentzündung und der schwersten Komplikation, der als Nachkrankheit gefürchteten Enzephalitis (Gehirnentzündung), mit der immerhin einmal unter tausend Masernerkrankungen zu rechnen ist. Aus immunologischen Gründen ist es ratsam, die Impfung schon im Alter von etwa eineinhalb Jahren vorzunehmen.

Der Impfstoff besteht aus einem abgeschwächten Virus. Am besten hat sich bisher die Kombination eines Masern-Mumps-

Impfstoffes bewährt. Er wird durch eine subkutane Injektion verabreicht. Nebenwirkungen können vom 7. bis zum 9. Tag nach der Impfung in Form von Fieber und leichtem Ausschlag mit höchstens eintägiger Dauer vorkommen. Nach neueren Beurteilungen hält der Impfschutz lebenslang an. In diesem Falle würde der gleiche Schutz gewährt sein wie bei einer Immunität durch Überstehen der Krankheit.

Wir haben es bei den **Röteln,** eine durch den Rötelnvirus hervorgerufene Erkrankung, mit einem oft nur flüchtig und wenig ausgeprägten Ausschlag zu tun. Dieser ist meist masernähnlich, die Flecken sind jedoch blasser und nicht zusammenfließend; selten treten auch scharlachähnliche Ausschläge auf. Wie bei Masern beginnt der Ausschlag hinter den Ohren und im Gesicht und breitet sich am ganzen Körper nach unten aus. Manchmal leiten leichte katarrhalische Erscheinungen die Krankheit ein. Sie können aber auch ausbleiben, die Krankheit wird dann erst durch den Ausschlag erkannt. Dieser wiederum kann so zart sein, daß er leicht übersehen wird. Eine generelle Lymphknotenschwellung bestätigt die oft nur vermutete Diagnose. Sie manifestiert sich hauptsächlich in den hinteren Halspartien und im Nacken, und zwar zuweilen so stark, daß sie nicht nur tastbar, sondern auch sichtbar ist. Die Mehrzahl der Rötelnerkrankungen verläuft milde, doch gibt es auch hier – immerhin außergewöhnlich selten – schwere Formen mit hohem Fieber und stark entwickeltem Ausschlag. Allergische Arzneimittelausschläge, die ein rötelnähnliches Aussehen haben, können zu Fehldiagnosen verleiten. Fehldiagnosen sind aber im ganzen gesehen bei Röteln keineswegs verhängnisvoll, da die Erkrankung meistens äußerst gutartig verläuft und eine Therapie sich im allgemeinen erübrigt.

Die sogenannte Rötelnembryopathie muß hier wenigstens erwähnt werden: Erfolgt bei einer Schwangeren zwischen der 5. und der 12. Schwangerschaftswoche eine Rötelnvirus-Infektion, so hat diese oft eine schwere Mißbildung der Leibesfrucht zur Folge, da zu dem genannten Zeitpunkt die wichtigsten Organe ausgeformt werden. Es ist daher prophylaktisch gesehen geradezu wünschenswert, daß Mädchen im Kindesalter an Röteln erkranken; niemals sollten sie absichtlich vor einer Rötelninfektion geschützt werden.

Im 1. Lebensvierteljahr besteht gegenüber den **Feuchtblattern** (Schafblattern, Windpocken, Varicellen) eine geringere Empfänglichkeit als im späteren Säuglingsalter, in dem der Säugling dafür genauso empfänglich ist wie das ältere Kind.

Die Krankheit wird durch einen Virus hervorgerufen, ist hoch infektiös, und praktisch bleibt kaum ein Kind davon verschont. Die Inkubationszeit beträgt ein bis drei Wochen. 98% der Erkrankungen treten noch vor der Pubertät auf. Die Übertragung erfolgt auf dem Luftwege, daher auch der Name „Windpocken". Schon das Betreten des Zimmers, in dem sich das kranke Kind befindet, genügt zur Ansteckung. Gesunde vermögen die Krankheit kaum zu übertragen, da der Virus außerhalb des Menschen sehr bald zugrunde geht. Die Erkrankung hinterläßt eine lebenslange Immunität.

Nach einem nicht immer auftretenden Vorstadium von Mattigkeit und Kopfschmerzen treten schubweise ganz kleine rote Fleckchen auf, die sich im Laufe von Stunden in Knötchen und Bläschen umwandeln, wobei ein roter Rand erhalten bleibt. Die Bläschen sind anfangs mit wasserklarem Inhalt gefüllt, nach einiger Zeit trübt sich der Inhalt der Bläschen und sie trocknen schließlich zu Krusten ein. Einige Bläschen weisen eine kleine zentrale Eindellung auf. Sobald sich keine Bläschen mehr bilden, ist das Kind nicht mehr ansteckungsfähig.

Der Ausschlag breitet sich über den ganzen Körper aus, einschließlich der behaarten Kopfhaut, der Schleimhaut des Mundes und der Genitalien. Die Zahl der Bläschen ist unterschiedlich. Der Ausschlag dauert drei bis vier Tage; er entwickelt sich schubweise. Daher gibt es ein Nebeneinander von eingetrockneten und frischen, wassergefüllten Bläschen verschiedener Größe. Vereinzelt kann einmal eine ganz kleine, keineswegs störende Narbe zurückbleiben.

Manche Kinder, besonders die kleinen, fühlen sich während der Erkrankung kaum beeinträchtigt. Nur ausnahmsweise gibt es Fälle mit hohem Fieber. Die maximale Dauer der Erkrankung beträgt acht Tage.

Besondere Schutzmaßnahmen sind angesichts der Harmlosigkeit der Krankheit nicht notwendig. Es erübrigt sich eine spezielle Behandlung, indessen wird leichtes Einpudern des Ausschlags empfohlen und bei stärkerem Juckreiz das Auftragen eines sogenannten flüssigen Puders. Eine Verwechslung mit einer harmlosen allergischen Hautkrankheit, die allerdings keine Bläschenbildung zeigt (Juckblattern, „Verdauungsausschlag" = Strophulus), ist im Anfangsstadium von Feuchtblattern möglich.

Der **Keuchhusten** (Pertussis) ist eine akute Infektionskrankheit der Atmungsorgane; der Erreger ist ein Bazillus, die Inkubationszeit beträgt ein bis zwei Wochen, selten drei Wochen.

Die Krankheit beginnt mit uncharakteristischen Erscheinungen wie Husten, Schnupfen, etwas Fieber und manchmal auch Heiserkeit. Nach zwei bis drei Wochen geht dieses katarrhalische Stadium in das Krampfstadium über. Der typische Keuchhustenanfall besteht in kurzen Hustenstößen ohne Einatmung. Man glaubt, das Kind muß ersticken: Es wird blau, würgt glasigen Schleim heraus, erbricht und atmet schließlich plötzlich unter einem krähenden Laut wieder ein. Aber schon folgen die nächsten Hustenanfälle, oft ein bis zwei Dutzend am Tag. Erst nach drei bis vier Wochen flauen die Anfälle ab. Zahl und Schwere der Anfälle sind sehr verschieden.

In der jüngsten Zeit hat man den Eindruck gewonnen, daß die Erkrankungen zurückgehen und leichter verlaufen.

Man sollte unbedingt trachten, im Säuglingsalter eine Keuchhusteninfektion zu verhindern, da die Erkrankung später nie mehr so gefährlich ist wie in dieser Altersphase. In der ersten Lebenszeit kann nicht mit einer passiven Immunität durch die Mutter gerechnet werden, da es sicher viele Mütter gibt, die in ihrer Kindheit keinen Keuchhusten durchgestanden haben. Die Krankheit dauert etwa vier bis sechs Wochen. Die Ansteckungsfähigkeit geht nur allmählich zurück und läßt sich nicht genau bestimmen. Sie hält aber sicher über Wochen an.

Die gefürchteten Komplikationen sind die Lungenentzündung (Bronchopneumonie), die Mittelohrentzündung und die Gehirnentzündung (Enzephalitis). Sie treten überwiegend bei jüngeren Kindern auf.

Die Therapie besteht heute in erster Linie in der Verabreichung von Antibiotika, die möglichst früh einsetzen muß, und im Aufenthalt in frischer Luft, im Garten, am Balkon oder zumindest in einem Zimmer mit ständig geöffnetem Fenster. Hustenmittel verschaffen leider oft nur wenig Erleichterung.

Eine wirksame Impfung gegen Keuchhusten gibt es. Wird sie *nach* dem 1. Lebensjahr ausgeführt, ist sie allerdings problematisch, da Impfkomplikationen, und zwar zum Teil sehr ernsthafte, auftreten können. Wenn das Kind gegen Keuchhusten geimpft werden soll, dann am besten im 3., 4. oder 5. Lebensmonat. Am empfehlenswertesten ist eine Kombinationsimpfung mit Diphtherie und Tetanus, da sich die Wirksamkeit der einzelnen Impfstoffe gegenseitig intensiviert und nicht, wie man irrtümlich vermuten könnte, abschwächt. Nach dem 1. Lebensjahr muß bei einer Auffrischungsimpfung im Impfstoff die Keuchhustenkomponente unbedingt weggelassen werden.

Seit 20 Jahren ist in der Bundesrepublik die generelle Impfung zum Teil ausgesetzt, in anderen Ländern ist man vollständig davon abgekommen. (Es wird derzeit überprüft, ob eine Lockerung des Impfschutzes negative Folgen gezeitigt hat.)

Der **Mumps** (Ziegenpeter, Parotitis epidemica), ist eine Viruserkrankung, bei der verschiedene Organe befallen werden. Er zeigt sich meist mit einer von Fieber begleiteten, mehr oder weniger starken und schmerzhaften Schwellung einer oder beider Ohrspeicheldrüsen (Schwellung vor und hinter der Ohrmuschel) an. Schwellungen der Speicheldrüsen unter dem Unterkiefer treten gelegentlich gleichzeitig, aber auch isoliert auf.

Die Übertragung erfolgt von Mensch zu Mensch (Tröpfcheninfektion), nicht jedoch durch Gegenstände. Neugeborene und Säuglinge erkranken praktisch nie an Mumps. Die Krankheit kann als harmlos bezeichnet werden.

Die Inkubationszeit beträgt zwei bis drei Wochen. Vorwiegend erkranken Kinder zwischen dem 2. und dem 14. Lebensjahr. Die gelegentlich mit der Krankheit einhergehende, so gefürchtete, weil sehr schmerzhafte Hodenentzündung tritt in Zusammenhang mit Mumps erst nach der Pubertät auf.

Eine auffallend häufige Komplikation ist die sogenannte seröse Gehirnhautentzündung bzw. Gehirnhaut-Gehirnentzündung (Meningoenzephalitis). So erschreckend diese Diagnose klingen mag, so ist der Verlauf dieser Folgeerscheinung doch meist gutartig; alle damit verbundenen Symptome klingen nach einer Woche wieder ab. Eine wirksame Therapie gibt es nicht, es werden nur die Begleiterscheinungen behandelt.

Neuerdings kann auch gegen Mumps geimpft werden. Die Impfung wird vor allem wegen der – wie man glaubt feststellen zu müssen – zunehmenden Komplikationen empfohlen. Der Impfschutz hat eine 95%ige Wirkung, die nach wissenschaftlichen Ergebnissen lebenslang anhält. Allerdings werden zur Zeit diesbezüglich noch Kontrollen durchgeführt.

Die **Poliomyelitis** (Übertragbare Kinderlähmung) ist eine akute, durch Viren hervorgerufene, schwere Infektionskrankheit, die in allen Altersstufen auftreten kann, und bei der es im Zentralnervensystem zur Zerstörung von Ganglienzellen mit nachfolgenden schweren, schlaffen Lähmungen kommt. Wenn auch ausgebreitete Lähmungen sich im Laufe von Wochen und Monaten zurückbilden können, so ist die Gefahr eines schrecklichen Ausganges der Krankheit, nämlich der vollkommenen Lähmung, verhältnismäßig groß. Eine nähere Beschreibung der verschiedenen Krankheitsformen erübrigt sich jedoch, da es derzeit praktisch keine Fälle von Kinderlähmung gibt. Hier scheint ein klarer und schneller Erfolg der generellen Durchführung von Schutzimpfungen vorzuliegen: Gab es in der Bundesrepublik 1956 noch 4000 Erkrankungen, so waren es zehn Jahre später 16! Der Impfschutz dauert nach dreimaliger Schutzimpfung, die schon im frühen Säuglingsalter vorgenommen wird, lebenslang. Eine zehnjährige Auffrischungsschutzimpfung bis zum 4. oder 5. Lebensjahrzehnt ist trotzdem dringend anzuraten.

4. Die chronischen Infektionskrankheiten

Die **Tuberkulose** war noch bis in die Zwischenkriegszeit eine „Volksseuche" im wahrsten Sinne des Wortes, aber seit einigen Jahrzehnten gehen sowohl die Erkrankungszahlen als auch die Sterblichkeitszahlen anhaltend und rapide zurück. Die allgemeine Verbesserung der Lebensverhältnisse, die Ausrottung der Rindertuberkulose, die systematische Erfassung, Isolierung und Behandlung der Erkrankten durch wirkungsvolle moderne Chemotherapie, die vorbeugenden Maßnahmen und nicht zuletzt der sicher mildere Verlauf der Erkrankung an sich haben die Krankheit in einem Ausmaß zurückgedrängt, daß sich die Beschreibung des Krankheitsverlaufs hier erübrigt.

Tuberkulose bei einem Säugling oder einem Kleinkind ist in den hochzivilisierten Ländern eine Rarität. Wenn gelegentlich von einem Anstieg an Neuerkrankungen berichtet wird, so betrifft ein solcher nicht diese Altersstufen.

Trotz der veränderten epidemiologischen Situation bleibt aber die Bedeutung der allgemein bekannten Tuberkulindiagnostik (Hautprobe) weiterhin bestehen. Bei der ärztlichen Betreuung eines Kindes soll man nicht davon abgehen, in regelmäßigen Abständen Tuberkulinprüfungen vorzunehmen, um eine eventuell stattgehabte Infektion, die als solche nicht erkennbar (latent) verläuft, frühzeitig feststellen und gegebenenfalls Vorkehrungen treffen zu können.

Das Tuberkulin ist ein Stoffwechselprodukt des Tuberkelbazillus. Wird es einem nicht mit Tuberkelbazillen infizierten Menschen eingespritzt, so tritt weder an der Injektionsstelle eine Veränderung auf, noch kommt es zu irgendeiner Störung seines Gesundheitszustandes. Anders bei einem bereits infizierten Menschen: Er reagiert auf eine Einspritzung selbst kleinster Tuberkulinmengen mit Rötung und Schwellung an der Injektionsstelle. Bei dieser segensreichen Methode handelt es sich, wissenschaftlich betrachtet, um die Provokation einer Tuberkuloseallergie. Es sind mehrere Methoden der Tuberkulinprüfung üblich; für die Praxis genügt im allgemeinen eine einfache Hautprobe, die man bei negativem Ergebnis nach ein bis zwei Wochen wiederholt. Um ganz sicherzugehen, kann man in verdächtigen Fällen die differenzierteren Proben anschließen.

Die vor 40 Jahren eingeführte Tuberkuloseschutzimpfung wird als generelle Schutzimpfung aller Neugeborenen in jüngster Zeit nicht mehr unbedingt empfohlen. Das Infektionsrisiko (nicht das Erkrankungsrisiko!) ist heute unter ein halbes Prozent gesunken, und man nimmt unter diesen Umständen an, daß eine Routineimpfung des Neugeborenen jetzt keinen Einfluß mehr auf den Rückgang der Tuberkulose nehmen kann. Neugeborene aus ungünstigem sozialem Milieu (z. B. Flüchtlingskinder!) sollen dagegen wegen der erhöhten Ansteckungsgefahr weiterhin generell geimpft werden. (Die Impfung gegen Tuberkulose wird mit dem Bazillus Calmette-Guérin durchgeführt – BCG-Impfung. Es handelt sich um lebende Tuberkelbazillen, die durch wiederholte Züchtung auf verschiedenen Nährböden nach vielen Bakterien-Generationen in ihrer Wirksamkeit derart abgeschwächt bzw. degeneriert sind, daß sie durch keinerlei Maßnahme mehr wirksam gemacht werden können. Es sind durch dieses komplizierte Verfahren somit eigentlich neue Keime entstanden, die aber als Abkömmlinge des Tuberkelbazillus gegen diesen wirksam eingesetzt werden können.)

Wenn auch gelegentlich darüber berichtet wird, daß die **Syphilis** (angeborene Lues) in manchen Ländern wieder zunimmt, so kann heute eine Ansteckung im Mutterleib wegen der lückenlosen ärztlichen Versorgung während der Schwangerschaft kaum mehr beobachtet werden. Bei der Syphilis war die Übertragung im Mutterleib die Regel, d. h. mit anderen Worten, sie war angeboren, im Gegensatz zur Tuberkulose, die immer erst außerhalb des Mutterleibs erworben wurde bzw. wird. Da die angeborene Lues heute nicht nur eine hundertprozentig vermeidbare Krankheit ist, sondern bei Kindern in unserer Zeit so gut wie nicht vorkommt, kann hier auf eine Beschreibung der Krankheitserscheinungen verzichtet werden.

5. Impfungen im 1. und 2. Lebensjahr

Ab dem 3. Lebensmonat ist der Zeitpunkt für verschiedene unerläßliche Grundimmunisierungen gekommen, und zwar:
a) *Dreifachimpfung* gegen Diphtherie, Tetanus und Keuchhusten (Subkutan-Mischspritze), dreimal im Abstand von ein bis drei Monaten. Neuerdings impfen Ärzte vielfach nur gegen Diphtherie

und Tetanus, also ohne Keuchhusten, zweimal im Abstand wie oben. Seltene Nebenwirkungen manifestieren sich in oberflächlicher Rötung der Impfstelle oder in leichtem Fieber am nächsten Tag.

b) *Schluckimpfung* gegen Kinderlähmung, zweimal im Abstand von sechs bis etwa zehn Wochen.

c) Nach etwa einem Jahr erfolgt der Abschluß dieser begonnenen Grundimmunisierung (a und b) je einmal als *Auffrischungsimpfung*. Die Dreifach- bzw. Zweifachimpfung kann mit der Schluckimpfung gleichzeitig durchgefürt werden.

d) Eine *Tuberkulose-Schutzimpfung* in der ersten Lebenswoche wird heute nur bei erhöhter Ansteckungsgefahr empfohlen.

e) Um die Mitte des 2. Lebensjahres erfolgt die *Masern-Mumps-Impfung*.

f) Die *Pocken-Schutzimpfung* wird nicht mehr durchgeführt, da die Pocken weltweit als ausgerottet gelten können.

6. Die Erkrankungen der Atmungsorgane

Von „grippalen" Infekten bleiben die Neugeborenen meist verschont. Es ist dies schon lange bekannt. Die geringe Empfänglichkeit für solche Infekte dauert allerdings nur kurze Zeit über die Neugeborenenperiode (ca. eine Woche) hinaus an. Offenbar schwinden die von der Mutter noch im Mutterleib übertragenen Antikörper, auf denen die Immunität beruht, verhältnismäßig rasch aus dem kindlichen Organismus.

Im übrigen Säuglings- und frühen Kindesalter sind Erkrankungen der Atmungsorgane mit Abstand die häufigsten. Sie erfordern deshalb eine ausführliche Besprechung. Es handelt sich bei dieser Krankheitsgruppe stets um eine Übertragung von „Grippe"-Erregern (Viren, Bakterien). Vor einer solchen Ansteckung müssen wir *das Kind ganz besonders in den ersten Lebensjahren soweit wie nur irgendwie möglich bewahren.*

Ein Virus ist ein Gebilde, das noch viel kleiner ist als ein Bakterium und mit dem gewöhnlichen Mikroskop nicht nachgewiesen werden kann.

In den letzten Jahrzehnten ist (zivilisationsbedingt?) insofern eine bedeutende Veränderung eingetreten, als Viren heutzutage im Gegensatz zu früher an der Entstehung einer Krankheit viel öfter beteiligt sind als Bakterien; letztere sind jedoch sekundär für die Verschlimmerung des Krankheitsbildes verantwortlich. Dies gilt insbesondere für die „grippalen Infekte".

Das recht bunte Durcheinander von Krankheitsbildern wird manchmal unter der Benennung „Säuglingsgrippe" zusammengefaßt, wobei in den einzelnen Fällen sowohl die Erreger als auch die Krankheitserscheinungen differieren. Am zweckmäßigsten wäre es, von „grippalen Erkrankungen" zu sprechen. Wir verstehen darunter nicht etwa nur die zur echten Grippe (Influenza) gehörigen epidemischen Erkrankungen der Luftwege, sondern auch die durch mannigfache andere Erreger, meist Viren, hervorgerufenen Krankheiten des Nasen-Rachen-Raumes, des Mittelohres, der Luftröhre, der Bronchien und der Lungen, wie sie vornehmlich in den Winter- und ersten Frühlingsmonaten gehäuft auftreten. Aber auch in den heißen Sommermonaten wird nicht selten ein epidemieartiges Auftreten der sogenannten Sommergrippe beobachtet.

Zur Grippezeit kann es zu fieberhaften Erkrankungen kommen, bei welchen außer dem *Fieber* so gut wie kein krankhafter Befund festzustellen ist. Die leichte Rötung des Rachens, die bisweilen in solchen Fällen konstatiert wird, suggeriert sich der Arzt oft selbst. Das Fieber kann plötzlich oder allmählich einsetzen, sich auf eine eintägige Zacke beschränken, aber auch mehrere Tage kontinuierlich andauern. Es steigt zuweilen über 39° oder 40° an. Nachdem die Temperatur bereits wieder den normalen Stand erreicht hat, ist nicht auszuschließen, daß es zu einem abermaligen Anstieg, also einem zweigipfeligen (selten auch dreigipfeligen) Fieberverlauf kommt. Kurz dauerndes Fieber muß beim Säugling und Kleinkind nicht unbedingt mit einer grippalen Infektion in Zusammenhang gebracht werden; Temperaturanstieg wird oft durch eine Darmstörung verursacht. Umgekehrt können allerdings bei grippalen Infekten Symptome von seiten des Verdauungstraktes bestehen.

Ein an sich harmloser *Schnupfen* wiederum, der sich nur in leichter Behinderung der Nasenatmung, aber ohne sichtbare Absonderung äußert, kann bei einem Säugling eine hinreichende Motivierung für hohes Fieber sein. Die subjektiven Beschwerden eines Schnupfens sind im übrigen manchmal schon bei geringfügiger Entzündung recht beträchtlich und versetzen das Kind in starke Unruhe. Die Nasengänge sind in diesem Alter noch sehr eng und können schon bei geringer Schwellung der Schleimhäute verlegt werden. Bei stärkerer Schleimhautschwellung und erheblicher flüssiger, schleimig-eitriger Absonderung („Rotz" im Volksmund) verursacht das Krankheitsbild den Eltern gelegentlich Besorgnis; dies insbesondere dann, wenn der Schnupfen von stärkeren Atem- und Schluckbeschwerden, einer knödelig-heiseren Stimme und Erbrechen begleitet ist. In einem solchen Fall handelt es sich meist um einen schweren *Nasen-Rachen-Katarrh* (Rhinopharingitis). Es ist dies für das Kind eine recht lästige, die Nahrungsaufnahme stark behindernde Krankheit, die unter Umständen auch zu einer *Mittelohrentzündung* (Otitis media), einem Kehlkopf- oder Luftröhrenkatarrh (Laryngitis, Tracheitis) führen kann.

Die katarrhalische oder eitrige Mittelohrentzündung kommt schon beim älteren Säugling auch als selbständige Krankheit sehr häufig vor. Es handelt sich dabei um das Weitergreifen eines entzündlichen Prozesses im Nasen-Rachen-Raum über die sogenannte Eustachische Röhre, die Verbindung des Mittelohrs mit der Mundhöhle, auf das Mittelohr. Sie kann mit starken Schmerzen in der Ohrgegend verbunden sein, doch muß dies beim Säugling nicht unbedingt zutreffen. Nicht selten stellt sich eines Tages ohne vorausgehende Symptome ein schleimig-eitriger Ausfluß aus dem Ohr ein, der darauf hinweist, daß sich in der Paukenhöhle eine entzündliche Erkrankung mit Exsudat entwickelt hat, welches in der Folge durch das Trommelfell durchgebrochen ist.

Zu den häufigsten Erscheinungsformen im Rahmen der grippalen Infekte zählt die Erkrankung der sogenannten *Rachenmandel*, welche aus einer Ansammlung von lymphatischem Gewebe im Nasen- und Rachenraum besteht und volkstümlich als „Wucherungen" bezeichnet wird. Nur in bestimmten Fällen sind Entfernungen der *Gaumenmandel* (nach eitrigen Anginen, die im Säuglingsalter noch kaum auftreten) notwendig bzw. ratsam. Gegebenenfalls beschränkt man sich auf eine Entferung dieser „Wucherungen" (Adenotomie), aber auch dies wirklich nur dann, wenn eine wohlbegründete Anzeige dafür besteht. Dabei kann man nicht selten feststellen, daß sich das bis dahin schlecht gedeihende Kind nach der kleinen Operation sichtlich erholt, besseren Appetit zeigt und an Gewicht zunimmt. Manche Kinder werden zudem infolge des Wegfalls der Atembehinderung und der Lymphstauung (geistig) regsamer.

Bei jeder stärkeren Entzündung im Nasen-Rachen-Raum erkranken auch mehr oder weniger die sogenannten regionalen (zugehörigen) Lymphdrüsen (oder Lymphknoten) im Kieferwinkel, oft auch die benachbarten Lymphdrüsen am oberen Ansatz des Kopfnickmuskels, am Nacken und am Hals. Mitunter dominiert die Lymphdrüsenerkrankung über die Symptome der Rachengegend. Am Hals sind „Drüsenpakete" oft sehr deutlich zu tasten und auch zu sehen. Diese Lymphadenitis Colli *(Lymphdrüsenentzündung)* zieht die Krankheit gelegentlich stark in die Länge. Zu einer Vereiterung kommt es nur ganz ausnahmsweise.

Im Säuglings- und Kleinkindalter sind von den *Nebenhöhlen* nur die Siebbeinzellen Entzündungen unterworfen (Sinusitis des Siebbeins). Die Sinusitis sowie die dabei meistens auftretende leichte Schwellung (Ödem) im Oberlid und oberhalb der Nasenwurzel sind harmlos.

Husten ist durchaus nicht immer durch eine Bronchitis hervorgerufen, wie oft angenommen wird. In der übergroßen Mehrzahl der Fälle handelt es sich bei den mit Husten verbundenen Zuständen um den schon besprochenen Nasen-Rachen-Katarrh oder um einen *Luftröhrenkatarrh* (Tracheitis), manchmal auch um einen *Kehlkopfkatarrh* (Laryngitis). Die Diagnose „Bronchitis" wird also nicht selten fälschlicherweise gestellt. Grobe Geräusche, die man über der Lunge hört, müssen nicht aus deren Tiefe kommen, sondern können auch oberflächlich „fortgeleitet" sein. Wegen solcher rasselnder Geräusche, die auch die Eltern ohne Stethoskop (Hörrohr) aus der Entfernung hören, wird das Kind zum Arzt gebracht. Es handelt sich meist um Kinder eines bestimmten Konstitutionstyps, welche dieses „Rasseln", „Rodeln", „Röcheln" darbieten, und zwar um pastöse, dickliche Kinder. Die Rasselgeräusche kommen durch Schleimansammlungen im Rachenraum oder in der Luftröhre zustande, doch können auch die Hauptbronchien und ihre gröbsten Zweige in Mitleidenschaft gezogen sein.

Im Verhältnis zu der Vielzahl der „grippalen Infekte" sind *Lungenentzündungen* (Pneumonie) doch recht selten anzutreffen. Ihnen gleichzusetzen sind schwere Formen des *Bronchialkatarrhs (Bronchitis),* welcher der Lungenentzündung vorausgeht oder sie begleitet (Bronchopneumonie). Alle Krankheiten des Bronchialbaumes und der Lungen sind hinsichtlich ihrer Dauer und Schwere durch die Ausbreitung des Krankheitsprozesses bedingt. Solange eine Bronchitis auf die größeren Bronchialäste beschränkt bleibt, ist sie selbst für Kinder in den ersten zwei Lebensjahren nicht gefährlich. Dasselbe gilt im allgemeinen auch für die auf einen kleinen Bezirk begrenzte Pneumonie. Anders, wenn die Bronchitis die feinsten Verästelungen ergriffen hat – wir sprechen dann von einer *Bronchiolitis* – oder die Lungenentzündung ausgedehnte Partien mehrerer Lungenlappen befällt. Erst in diesem Stadium macht sich ein gewisser Lufthunger bemerkbar: Die Atemzüge sind beschleunigt, die Atmung wird angestrengt, die Nasenflügel bewegen sich bei jedem Atemzug (Nasenflügelatmen). Dieses *„Außer-Atem-Sein"* bezeichnen wir als Dyspnoe.

Die vorliegende Schilderung einer schweren Lungenentzündung bzw. Bronchiolitis soll den Leser nicht verängstigen, kommen doch diese ernsten Erkrankungen bei ansonsten gesunden Kindern heute praktisch kaum vor.

Eine besondere, durchaus nicht seltene Form der Bronchitis, die wir beim Säugling und beim Kleinkind antreffen, ist die *Bronchitis asthmatica* (spastica), welche zu ausatmendem Keuchen veranlaßt und dem echten Asthma verwandt, jedoch nicht mit ihm identisch ist. Der asthmaähnliche Zustand wird hier durch eine Bronchitis ausgelöst und dauert nur solange an, als eine solche besteht. Die spastische Bronchitis führt so gut wie nie zu bedrohlichen Atemstörungen. Auch werden aus Kindern, die in den ersten Lebensjahren an dieser zu Rückfällen neigenden Bronchitisform leiden, im späteren Alter keineswegs immer richtige Asthmatiker.

Im Verlauf einer grippalen *Kehlkopfentzündung* (Laryngitis) können sich bei entsprechend disponierten Kindern – besonders nachts, etwa drei bis vier Stunden nach dem Einschlafen – plötzlich Erstickungserscheinungen einstellen, die durch eine entzündliche Schwellung (Ödem) im Kehlkopfbereich hervorgerufen werden. Das unerwartete Auftreten dieses sogenannten *Pseudocroups* (den echten Croup gab es nur bei der Diphtherie, er kommt heute nicht mehr vor) beunruhigt die Eltern sehr, obwohl der Anfall meist rasch und problemlos abklingt. Das Kind ist am nächsten Tag in der Regel wieder wohlauf. Selbstverständlich muß während der Atemnot Erleichterung geschaffen werden, und zwar geschieht das mit einfachen Mitteln: Man drückt eine sehr warme Kompresse auf die Kehlkopfgegend und läßt das Kind, wenn es dazu gebracht werden kann, eine gerade noch verträglich heiße Flüssigkeit trinken. Recht gut wirkt zuweilen eine Dampfinhalation, oft besser aber noch frische Luft. Bei starkem Husten verabreicht man hustenreizstillende Medikamente. Wichtig ist es, aufgeregte Szenen zu vermeiden. In bedenklich erscheinenden Fällen muß unbedingt mit Cortison behandelt werden.

Sicher sind „grippale Infekte" im ersten Lebensjahr aufgrund besserer Pflegebedingungen heute bei weitem nicht mehr dermaßen lebensbedrohlich wie noch vor wenigen Jahrzehnten. Wegen der schon erwähnten enormen Frequenz der Erkrankungen der Luftwege ist jedoch die *Prophylaxe* immer noch als die wichtigste Aufgabe zu betrachten. Die hohe Infektiosität, die Flüchtigkeit der Keime, die große Zahl leicht erkrankter, ja in den Wintermonaten auch gesunder keimtragender Erwachsener, machen eine Vorbeugung besonders in dichtbewohnten Teilen unserer Städte, wo zudem oft auch ein ungünstiges hygienisches Milieu anzutreffen ist, zu einem äußerst schwierigen Unterfangen.

Man muß vor allem immer wieder den Angehörigen und Freunden der Familie einschärfen, daß schon der geringfügigste Nasen-Rachen-Katarrh auf den Säugling übertragen werden kann. Damit ruft man bei ihm eine das Allgemeinbefinden stark beeinträchtigende und oft langwierige Erkrankung hervor. Vollkommen unbegründet ist dagegen die Angst vor frischer Luft. *Bei allen Erkrankungen der Luftwege ist die Freiluft das beste Heilmittel.* Darüber dürften sich die Kinderärzte der ganzen Welt wohl einig sein. Und was für das kranke Kind gilt, ist selbstverständlich erst recht für das gesunde Kind zur Vorbeugung angezeigt.

Niemand wird in Abrede stellen, daß bei der Entstehung einer Krankheit eine „Erkältung" als Ursache ausschlaggebend sein kann. Sie erhöht die Empfänglichkeit für grippale Infekte zweifellos. Eine „Erkältung" kommt aber beim richtig gepflegten Säugling kaum vor. Niemals beugt man einer „Erkältung" vor, indem man das Kind in eine Kollektion von Jäckchen und Höschen einpackt und dazu vielleicht noch das Zimmer überheizt. Damit erhöht man bloß die Krankheitsbereitschaft. 25°, 26° und mehr sind in unseren Krankenzimmern, sowohl im Privathaus als auch – leider gar nicht selten – in Kinderspitälern, durchaus kein Einzelfall.

Das beste Mittel, um eine Krankheitsbereitschaft herabzusetzen, ist eine vernünftige **Abhärtung**. Es hat sich noch niemand verkühlt, weil er sich ohne Vermummung in die Winterkälte begeben hat. Die Bekleidung eines Säuglings und Kleinkindes muß der jeweiligen Außentemperatur angepaßt sein, eine selbstverständliche Forderung, der aber sehr oft nicht entsprochen wird. Nicht nur, daß das Kind in geheiztem, ja überheiztem Zimmer mit Vorliebe viel zu warm angezogen wird, mutet man ihm auch an einem heißen Sommertag eine Garderobe zu, die etwa dem Pelzmantel eines Erwachsenen entspricht. Gestrickte Wollsöckchen, Wollhäubchen und Wolldecken (oft zu einem großen Teil aus synthetischen Fasern) sind keine Seltenheit. Abgesehen davon, daß das durch die Behinderung der Wärmeabgabe veranlaßte Schwitzen geradezu den Anlaß für eine Erkältung bilden kann, führt ein solches Vorgehen auch zu einer verhängnisvollen Verweichlichung des Kindes.

Die Haut ist kein belangloser Überzug des Körpers, den man schamhaft verhüllen muß; sie ist ein ganz besonders wichtiges Organ, das unter anderem auch die Regulierung der Körpertemperatur besorgt. Von Zeit zu Zeit soll man den Säugling seiner Hüllen entledigen, allein schon um ihm Bewegungsfreiheit zu geben und die Haut atmen zu lassen, oder aber auch, um mit dem nackten Kind einfache Turnübungen auszuführen – in der kalten Jahreszeit im normal geheizten Zimmer (20°), in der warmen Saison auch im Freien. So wird das Kind abgehärtet, d. h., es werden die Blutgefäße seiner Haut darin geübt, sich den Schwankungen der Außentemperatur anzupassen. Durch diese Art „Hautgymnastik" („Gefäßgymnastik") wird erreicht, daß das Kind bei kühlem Wetter nicht friert und sich nicht erkältet.

Zufolge eines weitverbreiteten Irrtums werden kleine Kinder, wenn sie Schnupfen oder Husten haben oder wenn sie gar fiebern, nicht gebadet. Die Sorge, das Kind könne sich dabei noch mehr „erkälten", ist vollkommen unbegründet. Was soll ein warmes Bad (35°) in einem entsprechend warmen Raum (22°) schaden, wenn das Kind sofort trockenfrottiert wird? Man pflegte früher – in der Antibiotika-Ära ist man weitgehend davon abgekommen – an Bronchitis oder Lungenentzündung erkrankte Säuglinge sogar mit kalten Übergüssen zu behandeln. Es gab damals kein auch nur annähernd so wirksames anderes Mittel, um tiefe Atemzüge auszulösen und dadurch die erkrankten Lungen zu entfalten und das angesammelte Sekret aus ihnen herauszubefördern. Bei flinkem Vorgehen trat dabei sicher keine Unterkühlung ein, im Gegenteil, die Prozedur war lebensrettend. Das beste Mittel, um durch einen tiefen Atemzug die Lungen maximal zu entfalten, zum Beispiel bei der schon beschriebenen Lungenentzündung, ist unter Umständen immer noch der kalte Überguß.

Bis heute verfügt man über keine wirksame medikamentöse Behandlung aller oben erwähnten Viruskrankheiten. Erst wenn es sich im Laufe eines grippalen Infektes herausstellen sollte, daß sekundär als Komplikation Bakterien im Spiele sind, wird sich der Arzt entscheiden, ob er Chemotherapeutika oder Antibiotika verordnen soll. Hier sei ausdrücklich vor deren leichtfertiger Anwendung gewarnt; sie sind bei reinen Virusinfektionen unwirksam, und ihre Nebeneffekte (Allergien, Immunwerden etc.) können – besonders im Hinblick auf das weitere Leben des Kindes – fatal sein.

Bei all den akuten „grippalen Infekten" kann und soll man von den altbewährten Grippemitteln aus der vorantibiotischen Ära Gebrauch machen. Selbst wenn diesen nur eine Wirkung gegen ein bestimmtes Symptom, z. B. Fieber, zukommt, ist ihre Anwendung berechtigt. Wie günstig das körperliche Unbehagen bei einer Grippe, abgesehen von dem fiebersenkenden Einfluß, zum Beispiel durch die Einnahme von Aspirin beeinflußt wird, weiß jeder aus eigener Erfahrung.

Man gibt dem Kind also eines der vielen Kinderfieberzäpfchen (Suppositorium). Wehrt es sich gegen das Zäpfchen und leidet es nicht an Erbrechen, kann man ihm ebensogut Tabletten verabreichen. Auf jeden Fall muß man allzuhohe Temperaturen vermeiden, schon deshalb, weil sie bei manchen Säuglingen Krämpfe auslösen. Bei all der berechtigten Skepsis gegenüber Medikamenten ist eine sture, globale Ablehnung derselben nicht zu verantworten.

Als erste Maßnahme gegen Fieber sind nasse, kühle, d. h. in Zimmertemperatur gehaltende Wadenwickel, Strümpfe („Essigpatscherln") und Lendenwickel sehr beliebt. Dabei ist allerdings zu bedenken, daß sich diese Wickel bei hohem Fieber – eventuell schon nach zehn Minuten – rasch erwärmen und daher einige Male erneuert werden müssen. Wenn das Kind diese Prozeduren nicht wohltuend empfindet oder gar dabei erschrickt, ist es besser, darauf zu verzichten. Jenseits des Säuglingsalters wirken manchmal auch leichte Dunstumschläge beruhigend; sie sind aber heute nur noch selten gebräuchlich. Ihre Anwendung ist einfach: Eine mit zimmerwarmem Wasser befeuchtete Kompresse wird von der Achselhöhle bis zum Becken um den Körper gelegt und darüber ein Flanell- oder Wolltuch gezogen. Bei hochfiebernden Kindern ist darauf zu achten, daß es zu keiner Wärmestauung kommt, indem die auf den Organismus sowohl von innen wie von außen einwirkende Wärme nicht entweichen kann; daher Wickel nicht länger als eine halbe Stunde am Körper belassen.

Hohem Fieber geht oft ein **Schüttelfrost** infolge des Einbruchs von Keimen oder deren Giften in die Blutbahn voraus. Er äußert sich durch heftiges Zittern der Körpermuskulatur, begleitet von dem bekannten Zähneklappern. Angesichts eines solchen Zustandes – doch auch bei bloßem Frösteln – ist von kalten Wickeln oder Waschungen eher abzusehen; in diesem Fall wird das Kind im Bett sorgfältig warm gehalten, indem man ihm zum Beispiel eine wollene Decke um den Leib legt. Eventuell wird anfänglich noch eine Wärmflasche zu Hilfe genommen. Die *Atemluft, d. h. die Temperatur des Krankenzimmers, muß – und das gilt generell – niedrig gehalten werden.*

Die Behandlung aller von Husten begleiteten Erkrankungen zielt einerseits darauf ab, durch Heilung der katarrhalischen Entzündung die Sekretbildung herabzusetzen, anderseits das gebildete Sekret herauszubefördern bzw. es vorher zu „lösen". Obwohl der Husten letzten Endes ein naturgewollter Reflex ist, der den gewünschten Auswurf (Expektoration) beschleunigt, muß man doch auch danach trachten, den Hustenreiz zu mildern, um die besonders bei sensiblen Kindern manchmal an Keuchhusten erinnernden, oft äußerst anstrengenden Hustenanfälle zu vermeiden.

Bei starkem Hustenreiz ist gegen die Verordnung von hustenstillenden Mitteln nichts einzuwenden. Die Befürchtung, durch die Einnahme solcher Medikamente werde das Aushusten zu stark gebremst, ist nicht begründet. In diesem Zusammenhang sei nochmals auf die ausgiebige Expektoration, hervorgerufen durch einen kühlen Überguß, hingewiesen. Trockene Zimmerluft ist unbedingt zu vermeiden, was durch das Aufhängen feuchter Tücher, durch das Aufstellen eines mit Wasser gefüllten Topfes auf dem Ofen oder durch entsprechende feuchtigkeitsspendende Geräte u. a. geschieht.

Doch all diese Maßnahmen dürfen das wirksamste Mittel zur Bekämpfung der Erkrankung, die *frische Luft,* nicht in den Hintergrund drängen. Wie bei den Lungenentzündungen ist auch bei den Bronchitiden die Freiluft erste Voraussetzung für den Heilungsprozeß. Auf diesem Gebiet ist noch große Aufklärungsarbeit zu leisten, um so manche althergebrachte Anschauung und Methode überzeugend zu widerlegen. Es ist heute noch tatsächlich so, daß nicht wenige der Maßnahmen, die getroffen werden, um das Kind vor einer „Erkältung" zu schützen oder es einer Genesung zuzuführen, eine gegenteilige Wirkung ausüben.

Es ist eine weitverbreitete, aber irrige Ansicht, daß Kälte den Kindern schadet. Kinder gehören auch im Winter täglich mindestens drei Stunden an die frische Luft. Sperrt man sie wie Gefangene in die Wohnung ein, weil es regnet, schneit oder Kältegrade hat, wird den Kindern der so dringend benötigte Sauerstoff vorenthalten. Frische Luft und damit eine ausreichende Zufuhr von Sauerstoff bieten die beste Prophylaxe gegen Schnupfen und Erkältungen. Zudem macht der Sauerstoff den Körper auch gegen andere Krankheiten widerstandsfähiger. Nicht sinnvoll ist es, die Kinder für den Aufenthalt im Freien in unzählige Hüllen zu verpacken und sie dadurch in ihrem kindlichen Bewegungsdrang einzuschränken. Immer wieder kann man solche armen Geschöpfe auf den Spielplätzen beobachten. Kinder frieren allein schon infolge ihres ständigen Unternehmungsgeistes und der kindlichen Motorik viel weniger als die Erwachsenen. Auch bei Minusgraden ist die „normale" Winterbekleidung, die dem Kind genügend Bewegungsfreiheit läßt, völlig ausreichend.

Die Nahrungszufuhr gestaltet sich bei allen schweren grippalen Erkrankungen oft schwierig. Man muß besorgt sein, zumindest den Erhaltungsbedarf so gut wie möglich zu decken. Bei vollkommen fehlendem Appetit versucht man, konzentrierte Nahrung zuzuführen. Viel Augenmerk soll auf die Vermeidung allzugroßen Wasserverlustes gerichtet werden. Verweigert ein Kind während weniger Tage jegliche Nahrung, trinkt dagegen aber gierig Wasser oder Tee (am besten gezuckert), ist sozusagen alles gewonnen. Sollte der kleine Patient aber auch die Flüssigkeitseinnahme ablehnen, muß unbedingt zu Infusionen gegriffen werden.

Bei der Behandlung der „selbständigen" oder der „begleitenden" Mittelohrentzündung muß der unvermittelt auftretende stechende Schmerz im Ohr, der nicht nachläßt oder immer wiederkehrt, mit einem der schon erwähnten Grippemittel gelindert werden. Alle Fiebermittel sind auch Mittel gegen Schmerzen und umgekehrt. Üblich ist das Einträufeln von schmerzlindernden Tropfen in den Gehörgang. Man achte aber streng darauf, daß diese Tropfen kein Antibiotikum enthalten. Die Ärzte sind von ihrer Zweckmäßigkeit zuweilen nicht überzeugt, da sie die Untersuchung des Trommelfells erschweren, und ihre Wirkung zudem nicht unbedingt feststeht. In schweren Fällen wird die Behandlung mit einem Chemotherapeutikum oder Antibiotikum allerdings nicht zu umgehen sein, vor allem dann, wenn es sich um eine durch Bakterien hervorgerufene Entzündung handelt. Zur Unterstützung der Therapie kann man Wattepfropfen ins Ohr stecken, Ohrenklappen oder Kopftücher umlegen, sachte warme Tücher andrücken oder auch bestrahlen. Groß ist der Einfluß auf den Heilungsprozeß allerdings dabei nicht. Bei entsprechender Geduld von seiten der Eltern und des Arztes gelingt es so gut wie immer, einem Trommelfellschnitt oder -stich auszuweichen.

Die Frage, ob ein Kind bei einem grippalen Infekt das Bett hüten muß, ist einfach zu beantworten: Gewinnt man den Eindruck, daß sich das Kind trotz leichten Fiebers oder „Ohrenwehs" nicht krank fühlt, ist dies als ein relativ gutes Zeichen zu werten. Das kranke, sich aber nicht krank fühlende Kind zu zwingen, im Bett zu bleiben, ist sinnlos.

Sehr häufig sind bei kranken Kindern *Einschlaf- und Schlafstörungen,* die sich allerdings auch bei gesunden Kindern einstellen und die Eltern nicht selten zur Verzweiflung bringen können. Sicherlich spielen bei diesem Phänomen gewisse Reizüberflutungen („Stoß ins vegetative Nervensystem") eine Rolle. Gelassenheit, geduldiges Abwarten, Vermeidung jeden Zwangs, Behüten des Kindes im eigenen Bett, sind unabdingbare Forderungen, um der Fixierung des leidigen Zustandes aus dem Wege zu gehen. Nur selten sind sich die Eltern bewußt, daß sie gelegentlich selbst einen Teufelskreis erzeugen: Das Kind wird getadelt und befürchtet dadurch den Liebesverlust der Mutter (Eltern), was bei ihm zu einer neuerlichen Unruhe führt. Schon ist der erste Schritt zur Fixierung der begonnenen Schlafstörung getan. Gibt man dagegen dem Drang des Kindes zum Wachbleiben gewissermaßen durch das oben angedeutete Verhalten nach, ist eher damit zu rechnen, daß der Spuk „Schlafstörung" in absehbarer Zeit vorüber ist.

Der Arzt wird immer wieder mit der Frage konfrontiert, ob Kinder, die in den ersten Lebensjahren dauernd von grippalen Infekten erfaßt werden, als zukünftige „Krankensessel" zu betrachten sind. Glücklicherweise ist dem in den meisten Fällen nicht so, denn diese Kinder erwerben als Folge der zahlreichen Infekte im Laufe der Jahre einen hohen Immunitätsgrad, ähnlich den Ärzten und Krankenschwestern, die ständig mit Infektionskranken in Berührung kommen.

7. Erkrankungen der Harnorgane

Mit einer **Nierenentzündung** (Nephritis) muß in den beiden ersten Lebensjahren so gut wie nicht gerechnet werden. Hingegen sind entzündliche Krankheiten der ableitenden Harnwege, besonders bei Mädchen, gelegentlich Ursache von unklaren Fieberzuständen und schlechtem Gedeihen. Je nachdem, wo sich der Krankheitsprozeß abspielt, spricht man von **Blasenentzündung** (Cystitis) oder von **Nierenbeckenentzündung** (Pyelitis). In der Mehrzahl der Fälle sind sowohl Blase wie Nierenbecken zugleich erkrankt (Pyelocystitis). Bei diesen katarrhalischen Erkrankungen ist der frisch gelassene Harn deutlich getrübt, was auf Eiterzellen hindeutet. Eine Trübung des Harns kann allerdings auch auf harmlose Harnsalze zurückzuführen sein, was sich gegebenenfalls mikroskopisch leicht nachweisen läßt. Wenn die Diagnose nicht eindeutig ist, bezeichnet man den Zustand als **Eiterharnen** (Pyurie). Bei klarem Harn ist mit größter Wahrscheinlichkeit eine Blasen- bzw. Nierenbeckenentzündung auszuschließen.

Die Erkrankungen der ableitenden Harnwege werden relativ häufig übersehen, weil meist keine direkt auf eine solche Erkrankung hinweisenden Symptome, wie häufiges Urinieren, begleitet von Brennen oder Schmerzen, vorhanden sind. Man soll deshalb bei jedem unklaren Fieber, das ein paar Tage andauert, den Harn untersuchen. In verdächtigen Fällen ist eine Wiederholung der Harnuntersuchung dringend anzuraten. Wo sich in den ableitenden Harnwegen der Krankheitsprozeß in erster Linie abspielt, ist für die Behandlung unwesentlich. Die Krankheit kann, wie es den Anschein hat, primär auftreten. Es gehen ihr aber recht oft andere Krankheiten voraus, denen man eine auslösende Bedeutung zuerkennen muß, sodaß in einem solchen Fall die im Vordergrund stehenden Krankheitserscheinungen sekundärer Art sind. Unter den auslösenden Ursachen stehen die grippalen Infekte an erster Stelle, und so gesehen, kann man die Pyurie geradezu als „sekundäre Grippe" bezeichnen. Ob die Erreger (Colikeime, Streptokokken, Staphylokokken u. a.) auf dem Blutwege die Erkrankung hervorrufen oder ob die in der Harnröhrenöffnung befindlichen Keime erst „einwandern" und zu „wuchern" beginnen, ist schwer festzustellen.

Bei diesen entzündlichen Erkrankungen überwiegen die leichten Formen mit einem nur wenige Tage dauernden pathologischen Harnbefund. Verläuft die Harninfektion unter hohem Fieber, heilt sie nicht vollkommen aus oder wird das Kind in kurzem Abstand zweimal davon befallen, muß eine sorgfältige Kontrolle des ganzen Harnsystems, natürlich einschließlich der Niere, erfolgen. In Ausnahmefällen kann der Erkrankung eine Mißbildung in den Harnwegen zugrunde liegen, die einen operativen Eingriff erfordert.

Die Heilungsprognose ist bei einem an sich gesunden Kind im allgemeinen günstig, zumal mittels der modernen Chemotherapie die Infektion fast immer rasch ausheilt. Zieht sich der Krankheitsverlauf über Wochen oder gar Monate hin, sind in Behandlungspausen Kontrollen durchzuführen, um nachzuweisen, ob der Harn noch Eiter oder pathologische Keime enthält.

Bei ganz kleinen Mädchen kommt es zuweilen vor, daß infolge einer harmlosen, sichtbaren Entzündung des äußeren Genitales im Harn Eiter festzustellen ist. Deshalb gleich mit Hilfe eines Katheters Harn zu entnehmen, ist nicht notwendig. Man soll vorerst versuchen, die Entzündungserscheinungen durch Sitzbäder zum Abklingen zu bringen (z. B. Kamille, Thiosept u. a.). Heute ist die Harngewinnung mit Plastiksäckchen, die man nach Abziehen eines Haftstreifens an die Haut klebt, sehr einfach.

8. Rachitis und andere Vitaminmangelzustände

Vitaminmangelkrankheiten (Hypovitaminosen) sind bedingt durch einen Mangel und nicht etwa durch völliges Fehlen von Vitaminen. Das Fehlen eines oder mehrerer Vitamine bezeichnet man wissenschaftlich als Avitaminose bzw. Polyavitaminose. Während diese krankhaften Erscheinungen im Kindesalter praktisch nicht vorkommen, können Hypovitaminosen heute immer noch eine wichtige Rolle spielen, denken wir zum Beispiel an den nicht seltenen

Vitamin C-Mangel im Frühjahr oder an die Folgen mangelhafter, einseitiger Ernährung.

In erster Linie muß die Vitamin D-Mangelkrankheit, auch **Rachitis** oder Englische Krankheit genannt, besprochen werden. Das Wesen dieser Erkrankung ist heute aufgeklärt. Sie manifestiert sich im Säuglingsalter, später kaum. Es handelt sich um eine durch Mangel an Vitamin D hervorgerufene Stoffwechselstörung, welche sich hauptsächlich am Skelett auswirkt. Der Knochen verliert infolge des Mangels an Vitamin D die Fähigkeit, den zu seiner Konsistenz notwendigen Kalk in genügender Menge aufzunehmen. Unter normalen Umständen wird das antirachitische Vitamin D aus einer im Körper und zwar im Körperfett enthaltenen Substanz, einem Provitamin, gebildet. Erst durch die ultravioletten Strahlen des Sonnenlichts wird das Provitamin zu dem wirksamen Stoff „aktiviert", den wir als Vitamin D bezeichnen. Neben dieser zweifellos bedeutsamsten Form der Vitamin D-Versorgung des Organismus findet eine solche auch über den Darmweg durch entsprechende Nahrungszufuhr statt. Nach dem Gesagten kann man die Rachitis auch als Lichtmangelkrankheit bezeichnen. Damit wird sehr sinnfällig zum Ausdruck gebracht, daß sie durch Lichtzufuhr verhütbar ist.

Die Rachitis wurde im 17. Jahrhundert im Zuge der Industrialisierung Englands und der dadurch bedingten unvorbereiteten Entstehung städtischer Menschenansammlungen, verbunden mit den uns aus der Geschichte bekannten grauenvollen Wohnungsverhältnissen, vermehrt beobachtet. Zu jener Zeit war die Rachitis eine wahre Geißel der Großstadtkinder, nur wenige Säuglinge wurden von ihr gänzlich verschont. Der Wandel, der hier eingetreten ist, war noch vor 70 bis 80 Jahren kaum zu erhoffen. Heute weiß man, daß die Rachitis ein ausschließlicher Pflegeschaden ist und als eine absolut vermeidbare Krankheit bezeichnet werden kann. Das Hauptgewicht ihrer Bekämpfung lag in den letzten Jahrzehnten auf der Prophylaxe bzw. auf der Frühbehandlung. Wo eine gut organisierte Gesundheitsfür- und -vorsorge des Säuglings besteht, gibt es keine Rachitis mehr. Da die ältere Generation die Rachitis noch als ernste Bedrohung des Gesundheitszustandes des Säuglings erlebt bzw. in Erinnerung hat, soll auf die Beschreibung von Entstehung und Symptomatik dieser Krankheit nicht gänzlich verzichtet werden. Die Erklärungen sollen aber auch vor allem die Bedeutung und Unerläßlichkeit der heute üblichen optimalen Verhütungsmaßnahmen dartun.

Die Art, wie der Säugling auf den Lichtmangel bzw. die vitamin-

D-arme oder -freie Nahrung reagiert, ist individuell insofern verschieden, als sich die rachitischen Symptome unter gleichen Umweltbedingungen bei verschiedenen Kindern durchaus nicht im gleichen Ausmaß entwickeln. Abgesehen von diesen konstitutionellen Unterschieden sind frühgeborene Kinder im allgemeinen zur Rachitis in höherem Maße disponiert. Es besteht ebenso eine familiäre Bereitschaft. Anderseits gibt es Kinder, wenn auch nur vereinzelt, die selbst unter den ungünstigsten Bedingungen kaum rachitisgefährdet sind.

Die rachitischen Veränderungen am Skelett sind niemals angeboren. So macht sich zum Beispiel die rachitische Knochenerweichung (Weichschädel = Craniotabes) am Hinterkopf – die primäre und häufigste Erscheinung – erst im 2. oder 3. Lebensmonat bemerkbar. Die Ränder der großen Fontanelle sind nicht mehr hart und scharf wie ursprünglich, sondern fühlen sich federnd an. Unbehandelt würde die Fontanelle in einem solchen Fall sogar größer statt kleiner werden; sie würde sich nicht, wie normal, am Ende des 1. oder in der ersten Hälfte des 2. Lebensjahres, sondern wesentlich später schließen. Die mangelhafte Verkalkung der Knochen wirkt sich im weiteren Verlauf besonders am Brustkorb aus, wo die Rippen biegsam werden und beim Einatmen leicht einsinken. Auch die Wirbel verlieren ihre Festigkeit. Ohne therapeutische Maßnahmen käme es zu Deformierungen des Brustkorbes und der Wirbelsäule. Das gelegentlich starke Hervortreten des Brustbeins (als „Hühnerbrust" bekannt) beeinträchtigt die Durchlüftung der Lungen und fördert das Auftreten von Bronchial- und Lungenerkrankungen. Die Rachitis kann heute gelegentlich noch bei alten Leuten an Verbiegungen der langen Röhrenknochen erkannt werden.

Ohne jeden Zweifel waren früher einmal auffallende O- und X-Beine bis zu einem gewissen Grad eine Folge von Rachitis. Wir dürfen jedoch nicht vergessen, daß eine O-Krümmung der Schienbeine, welche von der Lage des Kindes im Mutterleib herrührt, bei jedem Säugling zu finden ist. Diese Krümmungen gleichen sich im Laufe des Wachstums von selbst aus. Auch die bei vielen Kindern im 3. und 4. Lebensjahr beobachteten X-Knie haben mit Rachitis – wie selbst Ärzte manchmal andeuten oder sogar behaupten – nichts zu tun. Verdickungen an den Übergängen von Knorpel- zu Knochengewebe können rachitische Symptome sein, vor allem jene, die an den Rippen auftreten (rachitischer Rosenkranz). Subjektive Beschwerden bei Rachitis sind Kopfschweiß, Unruhe, Blässe, Muskelschwäche, zum Beispiel Auftreibung des Bauches (Froschbauch genannt, eine Folge der Schlaffheit der Bauchmuskulatur). Eine wesentliche Erscheinung bei Rachitis ist die Resistenzschwäche. Auf die schweren Formen von Rachitis (ausgeprägte schwere Skelettdeformationen, rachitischer Wasserkopf, störende Stellungsanomalien der Zähne usw.), die in unseren Breiten heute nicht einmal mehr ausnahmsweise vorkommen, sei nicht näher eingegangen.

Bei (reifen) Brustkindern kamen rachitische Veränderungen auch früher kaum vor; sie beschränkten sich schlimmstenfalls auf ganz leichte Symptome (Weichschädel). Niemals hat eine Rachitis das Gedeihen eines Brustkindes wesentlich beeinträchtigt. Die Ernährung mit Muttermilch ist somit der beste Schutz, der sich auch bei den zu Rachitis besonders disponierten Frühgeborenen deutlich auswirkt. Daß die Muttermilch mehr Vitamin D enthält, als man früher vermutete, ist eine ganz neue Erkenntnis. Daneben ist aber auch die ausreichende Belichtung des Körpers von ausschlaggebender Bedeutung. Jeder Säugling sollte täglich (mehrere Stunden) ins Freie kommen, zumindest aber zum geöffneten Fenster gestellt werden, ferner sollte in der warmen Jahreszeit der ganze Körper dem Licht ausgesetzt, und in der kalten Saison müssen wenigstens die unbekleideten Körperteile belichtet werden. Sogar das graue Winterlicht der Großstadt ist nicht ganz ohne positive Wirkung. Lichtbäder brauchen nicht immer Sonnenbäder zu sein. Bei letzteren ist etwas Vorsicht geboten. In vernünftiger Weise ausgeführt, sind – ganz generell gesprochen – Luft- und Lichtbäder für einen Säugling von unschätzbarem Wert. Bei der Durchführung von Sonnenbestrahlungen beginne man behutsam mit kurzen Teilbestrahlungen der Beine und der Arme, um das Risiko eines Sonnenbrandes auszuschließen. Ist die Haut einmal gebräunt, so ist ein solcher kaum mehr zu befürchten.

Die ideale Rachitisverhütung ist die tägliche Verabreichung einer kleinen Dosis von Vitamin D bei allen nicht voll gestillten Kindern ab Ende der 1. Lebenswoche; z. B. zwei bis drei Tropfen des Präparats ViDe$_3$ mite oder eine Tablette Laevovit D$_3$, das ganze 1. Lebensjahr hindurch, also winters und sommers, aber unbedingt auch im 2. Lebenswinter.

Bei einem Mangel an anderen Vitaminen kommt es weniger zu klar umschreibbaren Krankheitszuständen, sondern vielmehr zu Vitaminmangelzuständen, die als solche schwer zu erkennen sind, da sie wohl den Allgemeinzustand beeinträchtigen, charakteristische Symptome jedoch vermissen lassen.

Man ist sicher auf dem richtigen Weg, wenn man schlecht gedeihenden Kindern eine vitaminreiche Kost oder Vitaminpräparate verabreicht. Man mag dabei gewissermaßen im dunkeln tappen, denn an welchen Vitaminen es mangelt, läßt sich bei Fehlen entsprechender Symptome nicht erkennen. Es ist also auch in solchen Fällen, wie bei der Rachitis und allen anderen Vitaminmangelzuständen, die Vorbeugung erstes Gebot. Jede Art von Vitaminmangel bei Kindern ist vermeidbar, vorausgesetzt, daß die Lebens- und Ernährungsverhältnisse „normal" sind. Man halte daher an dem Grundsatz fest: Im 1. Halbjahr ausschließlich Muttermilchernährung bei richtiger Lebensführung und ausgewogener Ernährung der stillenden Mutter; im 2. Halbjahr des Säuglingsalters zielbewußtes Überleiten auf eine möglichst bunte Kost, wie sie dann auch später für das Kleinkindesalter die einzig richtige ist.

9. Blutarmut

Die Blutarmut ist im allgemeinen beim Säugling und beim Kleinkind einer Behandlung, aber auch einer Prophylaxe gut zugänglich. Abgesehen von der Blutarmut bei Frühgeborenen und Untergewichtigen treten anämische Zustände beim Säugling erst im 2. Lebensvierteljahr in Erscheinung. Die Kinder werden mehr oder weniger blaß, auch die sichtbaren Schleimhäute, also die Lippen- und Mundschleimhaut sowie die Augenbindehaut scheinen wenig durchblutet. Manchmal stellt man eine Milzvergrößerung fest. Bei der Entstehung einer Blutarmut spielt sicher die konstitutionelle Veranlagung eine gewisse Rolle.

Das Charakteristische der Anämie bei Säuglingen und Kleinkindern ist die Farbstoffverarmung des Blutes, zu der sich gelegentlich, aber doch eher selten, eine Verminderung der Zahl der roten Blutkörperchen hinzugesellt. Sonstige Veränderungen des Blutbildes fehlen meist vollkommen. Man spricht von einer typischen Eisenmangelanämie, welche sich fast ausnahmslos bei künstlich ernährten Säuglingen findet. Brustkinder bleiben im 1. Lebens*halb*jahr von Blutarmut in der Regel verschont. Selbst wenn die Muttermilchernährung über das 1. Lebenshalbjahr hinaus fortgesetzt wird, kommt es trotz der an und für sich eisenarmen Muttermilch im allgemeinen zu keiner Anämie, da in diesem Fall das Eisen aus dem Darm des Säuglings gut aufgenommen wird. Werden Brustkinder einmal anämisch, steht sicher das konstitutionelle Moment im Vordergrund. Nicht nur Eisen, sondern auch alle anderen Mineralsalze verfügen über besondere Träger, die dafür sorgen, daß diese Stoffe bei gestillten Kindern aus dem Darm in den Körper des Säuglings gelangen. Länger andauernde Infekte führen bei Kindern oft zu einer Anämiebereitschaft.

Die Prophylaxe ist bei allen Erscheinungsformen von Blutarmut klar vorgezeichnet: womöglich Muttermilchernährung, rechtzeitige Beifütterung von Obst und Gemüsen (eisenhaltige Nahrung), bei möglichst frühzeitiger Herabsetzung der künstlichen Milch. Die Behandlung der Eisenmangelanämie durch Verabreichung von Eisenpräparaten ist heute unproblematisch infolge der guten Verträglichkeit der auf dem Markt gehandelten Produkte.

10. Krampfkrankheiten

Zu Krämpfen (im Volksmund „Fraisen") besteht beim Säugling und beim Kleinkind generell eine altersbedingte Bereitschaft, die allerdings individuell verschieden stark ausgeprägt sein kann. Es handelt sich um anfallweise auftretende Reizerscheinungen der Körpermuskulatur – Muskelzuckungen oder Muskelstarre –, welche meist mit Bewußtseinsverlust verbunden sind. Wenn auch die Ursachen sehr verschieden sein können, so gehen doch letzten Endes die Krämpfe stets vom Gehirn aus.

Die Krampfbereitschaft des Säuglings macht sich besonders dort bemerkbar, wo die Ursache der Krämpfe am klarsten zutage tritt, nämlich bei Krankheiten im Schädelinnern, also bei Verletzungen, Entzündungen der Gehirnsubstanz (Enzephalitis), Gehirnhautentzündungen (Meningitis) oder bei einer Geburtsverletzung im Schädelinnern, was allerdings angesichts der heute doch schonenden Geburtshilfe als seltenes Ereignis bezeichnet werden kann. Bei den Erkrankungen des Gehirns und der Gehirnhäute ist die Diagnose insofern leicht, als sie aufgrund der Beschaffenheit der Gehirnflüssigkeit, die mittels Lumbalpunktion entnommen wird, ohne Schwierigkeit gestellt werden kann (Einstich einer Punktionsnadel zwischen zwei Dornfortsätzen der Lendenwirbelsäule). Es ist auffallend, daß entzündliche Erkrankungen des Gehirns bei Säuglingen und älteren Kindern heute häufiger auftreten als in früheren Zeiten. Leider heilen sie manchmal mit Folgeerscheinungen aus, welche nicht nur die körperliche, sondern auch die geistige Entwicklung des Kindes hemmen können.

Bei fieberhaften Erkrankungen, wie grippalen Infekten, Lungenentzündung u. v. a., können toxische Stoffe aller Art, die im Blut kreisen und auf das an sich gesunde Gehirn einwirken, Krämpfe („Fieberkrampfanfälle") auslösen. Aber auch ohne Fieber oder bei nur unwesentlichen Temperaturen besteht in gewissen Krankheitsfällen, zum Beispiel bei akuten Darmstörungen, eine Krampfbereitschaft.

Die Krämpfe äußern sich in rhythmischen Zuckungen von Gliedmaßen und Gesichtsmuskulatur bei Bewußtseinsverlust, ein Zustand, der Minuten bis zu einer halben Stunde anhalten kann. Um einen Gehirnschaden durch Sauerstoffmangel zu vermeiden, muß der Anfall mit Medikamenten und Wadenwickeln schnell unterbrochen werden.

Auch echte epileptische Krampfanfälle können schon in den ersten zwei Lebensjahren einsetzen.

Erwähnt werden müssen auch Krampfanfälle (Fraisenanfälle), die sich manchmal bei schon sehr früh neurotisierten Kleinkindern, ja sogar bei älteren Säuglingen einstellen können, wenn sie vor Wut (oder Schreck) so lange schreien, bis sie blau werden. Sie vergessen dabei gleichsam das Einatmen. Man spricht dann von „respiratorischen Affektkrämpfen". Meistens haben diese Ausbrüche mit einer kurzen Bewußtseinsstörung („Wegbleiben") ihr Bewenden.

Aus all dem ersehen wir, wie mannigfaltig die Ursachen der Krampfzustände in dieser frühen Altersperiode sein können.

Die typische, in früheren Jahrzehnten alltägliche, mit der Rachitis in enger Beziehung stehende **Tetanie** (Krampfanfälle durch Störungen im Kalkstoffwechsel – nicht zu verwechseln mit Krämpfen bei Tetanus) ist, wie die Rachitis selbst, heutzutage eine Seltenheit.

Es versteht sich, daß bei der Mehrzahl der erwähnten Krankheitsbilder eine frühzeitige Abklärung von größter Wichtigkeit ist, da die zur Verfügung stehenden Heilmittel es uns heute ermöglichen, in fast allen Fällen eine Heilung herbeizuführen. Die kann aber nur erfolgen, wenn die Behandlung ganz zu Beginn der Erkrankung einsetzt.

11. Erkrankungen der Haut und der Schleimhäute

Jedem, der viele Säuglinge beobachtet, wird auffallen, daß es einerseits Kinder mit stets „reiner" Haut gibt, während andere wiederum zu Ausschlägen verschiedenster Art, Ausbreitung und Intensität neigen. Diese „Unreinheiten" treten manchmal während des ganzen Säuglingsalters, manchmal nur in den ersten Monaten oder auch im 2. bzw. 3. Vierteljahr auf. Fast nie kann man ganz bestimmte äußere Ursachen für deren Entstehung verantwortlich machen.

Bei manchen Kindern besteht eine ausgesprochene, in der Anlage begründete Bereitschaft zu Hautreaktionen auf Anlässe, die bei einem nicht disponierten Kind keinerlei krankhafte Hauterscheinungen hervorrufen. Bei Kindern, die eine Bereitschaft zur

„Ausschwitzung" (exsudative Diathese) im Bereich der Haut zeigen, aber auch im Bereich der Schleimhäute, des Atmungstraktes und des Darms, spielen psychische Momente, wie mangelnder seelisch-körperlicher Kontakt, eine nicht zu unterschätzende Rolle. Dieser Kontakt ist in der ersten Lebenszeit wichtiger als später.

In den allerersten Lebenswochen und -monaten ist den meisten Säuglingen allerdings allgemein eine ausgeprägte Empfindlichkeit der Haut eigen, besonders in der Gesäßgegend, wo Harn und Stuhl hinkommen. Die Reizungen, die entstehen können, müssen aber nicht durch mangelhafte Pflege bedingt sein. Sehr anfällig sind die Gesäßbacken, die Gesäßfalten und die Haut der Leistengegend, dann aber auch die angrenzenden Partien des Bauches, des Rückens und der Oberschenkel. Es kommt zu lebhaften Rötungen im Bereich dieser Partien und in der Folge zur Abstoßung der obersten Hautschicht. Wir sprechen dann von *„Wundsein"* (Intertrigo). Oft ist die wunde Haut stark nässend und legt gelegentlich, wie die Mütter sich ausdrücken, das „rohe Fleisch" bloß. So schnell, wie sie entstanden sind, können diese Erscheinungen auch abheilen. Wenn sie sich aber auch auf andere Körperstellen ausbreiten, wo ein spezifischer Reiz fehlt, zum Beispiel in die Falten des Halses, der Achselhöhlen, der Ellenbeugen, hinter die Ohren usw., sprechen wir von *Hautentzündungen* bzw. von intertriginöser Hautrötung (Dermatitis).

All diese Erscheinungen erfordern natürlich eine besonders sorgfältige Hautpflege, u. a. vor allem auch häufiges Trockenlegen und Lüftung der Haut. Säuglinge liegen ohnehin sehr gerne nackt, und eine Erkältung im warmen Raum ist nicht zu befürchten. Da Seife das Wundsein begünstigen kann, läßt man sie beim Reinigen des befallenen Säuglings am besten weg. Ob und mit welcher Paste oder Creme man abdeckt, muß von Fall zu Fall entschieden werden. Gut helfen kann das wiederholte Aufstreuen einer dünnen – nicht dicken! – Puderschicht.

Sehr häufig ist das Auftreten einer manchmal ziemlich scharf umgrenzten Rauhigkeit und Rötung der Wangenhaut, Wangenschorf oder **„Milchschorf"** genannt. Je nach Neigung kommt es im weiteren Verlauf zu Hautrötungen mit Schuppenbildung auch an anderen Körperstellen, zu den sogenannten Hautentzündungen mit Schuppenbildung (Dermatitis seborrhoides). Bei diesen letztgenannten Hautaffektionen, die sich schon im 1. Vierteljahr manifestieren, kann es sich auch um Vorläufer des Säuglingsekzems handeln.

Geringfügige *Unreinheiten auf der Haut,* meist im Gesicht in

Form von Pickeln oder Wimmerln, sind oft anzutreffen und verschwinden in dieser frühen Altersstufe normalerweise von selbst.
Die Kinder fühlen sich jedenfalls dadurch nicht gestört. Meist greifen die Mütter zur Selbstbehandlung mit Hilfe eines neutralen Puders. Es wird nur leider fast immer in viel zu dicken Schichten aufgetragen, was der Heilung abträglich ist.
Kommt es zu einer ausgesprochenen Hautkrankheit, d. h. zu einem **Ekzem** (meist im 2. oder 3. Vierteljahr), so spielt dabei fast ausnahmslos eine gewisse psychische Komponente mit. Das Ekzem kündigt sich durch Juckreiz an. Es beginnt üblicherweise im Gesicht, wo im Bereich des Milchschorfs als typische Symptome juckende Bläschen oder Knötchen auftreten. Die moderne Behandlung von Ekzemen mit Cortisonsalben (hier sind solche absolut berechtigt) verhindert so gut wie sicher das Sichbilden von großen, nässenden und blutigen Hautflächen, die durch das Platzen bzw. Aufkratzen der juckenden Bläschen entstehen. Angesichts der heute zur Verfügung stehenden, wirkungsvollen Behandlungsmöglichkeiten lassen sich drohende, komplizierte Eiterinfektionen leicht vermeiden. In früheren Zeiten war die Ausheilung eines Ekzems schwierig, da sich die Kinder immer wieder die auf der Haut befindlichen Keime in das nässende Ekzem mit den Fingern beim Kratzen eingeimpft haben. Der für das Ekzem im Volksmund gebrauchte Ausdruck „Vierziger" weist auf den früher langwierigen, sich über Wochen und Monate oft bis ins 2. Lebensjahr hinziehenden Krankheitsverlauf hin.
Ein absolut sicheres Mittel zur Verhütung eines Ekzems kennt man bis heute nicht. Man hat es mit Diät, Vermeidung von Überfütterung u. dgl. versucht. Brustkinder und Kinder, die viel leiblichen Kontakt mit ihren Eltern oder Bezugspersonen haben und so das Ungefährdete ihres Daseins empfinden, leiden kaum an Ekzemen oder anderen Hautkrankheiten. Der Ausdruck „Ausschlag" ist, das sei an dieser Stelle vermerkt, aufschlußreich, indem er darauf hinweist, daß vieles, was sich in unserer unmittelbaren Umwelt abspielt, von „ausschlag"gebendem Belang ist.
Im Bereich des behaarten Kopfes kommt es infolge Überfunktion der Talgdrüsen zu Schuppenbildung, die, wenn nicht rechtzeitig eingegriffen wird, zur Auflagerung von gelblichen Massen, **Gneis** („Schuppenpanzer") genannt, führen kann. Schon im ersten Stadium läßt sich diese Schuppenauflage leicht durch kräftiges Einölen mit einer Mischung von Oliven- und Rizinusöl, der 1–2% Salizylsäure beigefügt wird, kurieren, d. h. die Schuppen können dann durch Bürsten ohne Schwierigkeiten entfernt werden.

Eiterinfektionen des jungen oder älteren Säuglings sind heutzutage selten geworden. Erwähnt soll nur der **Säuglingsfurunkel** werden, der von den Schweißdrüsen seinen Ausgang nimmt. Eigentlich handelt es sich um einen kleinen Hautabszeß, also um eine Eiterung in tieferen Hautschichten. Die Furunkel, die im späteren Leben auftreten, gehen dagegen von den Talgdrüsen aus. Säuglingsfurunkel befallen meist widerstandsgeschwächte Kinder.

Die Behandlung durch Öffnung der Abszesse ist einfach, aber auch hier muß wieder großes Gewicht auf die Vorbeugung gelegt werden. Wohl mag einmal der Fall eintreten, daß selbst ein sauber gehaltenes Kind an einem oder mehreren Furunkeln leidet, zu einer stärkeren Ausbreitung wird es aber kaum jemals kommen. Größere Abszesse werden durch kleine Stichinzisionen (natürlich nicht ohne zumindest lokale Anästhesie) geöffnet. Die Umgebung wird mit (½%iger Rivanol-)Zinkpaste abgedeckt; die Beigabe eines Antibiotikums zur Salbe ist nur ausnahmsweise angezeigt.

Die gegen Ende des 1. Lebensjahres und beim Kriechling gelegentlich auftretenden entzündlichen, ansteckenden, oberflächlich gelegenen Hautefloreszenzen, vornehmlich im Bereich des Mundes und der Nase, nennt man **Eitergrind** (bakterielle Infektion); gebräuchlicher ist der Fachausdruck Impetigo contagiosa. Charakteristisch sind die dicken, gelbbraunen Krusten (Borken) aus eingetrocknetem Blasen- und Pustelinhalt. Die Blasen und Pusteln platzen so bald nach ihrer Entstehung, daß sie im reifen Stadium kaum wahrzunehmen sind.

Die Behandlung der Impetigo beginnt gewöhnlich mit der Erweichung und Entfernung der Borken, am besten mit 1–2%iger Salizylvaseline, was nur ein bis zwei Tage erfordert. Die alsdann freiliegenden Wundflächen werden mit gewöhnlicher Zinkpaste, der man eventuell ½% Rivanol zufügen kann, abgedeckt. Die heilende Wirkung tritt meist prompt ein. Auch hier ist die lokale Anwendung eines Antibiotikums nur ausnahmsweise erforderlich. Die Zuhilfenahme eines Antibiotikums in Form eines Saftes oder als Spritze sollte unbedingt auf ganz seltene Fälle beschränkt werden, in denen größere Hautpartien befallen sind.

Als **„Juckblattern"** (Strophulus infantum, Lichen urticatus) bezeichnet man eine zwar harmlose, doch meist von einem mehr oder weniger heftigen Juckreiz begleitete, äußerst lästige Hautaffektion, die sich über Wochen und Monate hinziehen kann. Von einer Krankheit zu sprechen, wäre aber übertrieben. Die Juckblattern erkennt man durch ein im Zentrum eines leicht erhabenen, rötlichen Fleckchens sich bildendes, juckendes Knötchen von Stecknadelgröße. Das Strophulusknötchen trägt gelegentlich an der Spitze ein kleines, glasperlenähnliches, derbes Bläschen, sodaß es leicht zur Verwechslung mit Schafblattern kommen kann. Von Juckblattern befallen sind in erster Linie Rücken- und Lendengegend, Gesäß, Arme und Beine einschließlich der Fußsohlen. Kopf und Mundschleimhaut sind im Gegensatz zum Krankheitsbild bei Schafblattern frei. Sicher haben wir es bei den Juckblattern mit einer Allergie zu tun. Eier und Milch werden u. a. oft als auslösende Ursachen genannt (daher auch die Bezeichnung Verdauungsausschlag). Gleich mit Cortison einzugreifen, ist ein Unfug. Kalkgaben sind in der Regel wirkungslos. Man kann die affizierten Partien durch das Auftragen einer dünnen Puderschicht beruhigen. Der Ausschlag verschwindet, wie gesagt, nach einer mehr oder weniger langen Dauer, meist schon nach wenigen Tagen.

Nicht selten sind jene Ausschläge, die durch Arzneimittel verursacht werden, die sogenannten **Arzneimittelexantheme.** Schlafmittel, Beruhigungsmittel, Sulfonamide, Antibiotika und viele andere (vielleicht alle) Medikamente können mehr oder weniger stark juckende Ausschläge hervorrufen. Sie sind den Ausschlägen bei Röteln, Masern und Scharlach ähnlich. Um ihnen beizukommen, muß man versuchen, durch Weglassen des als Auslöser verdächtigen Medikamentes dem Übel auf den Grund zu kommen.

Der überall in unserer Umwelt verbreitete, aber harmlose **Soorpilz** kann sich unter gewissen Umständen gut in die menschliche Mundschleimhaut einnisten und sich dort stark vermehren. So kommt es relativ oft in den ersten Lebenswochen nicht nur bei kranken, sondern auch bei ganz gesunden Kindern und auch bei Brustkindern zu mehr oder weniger starken Pilzauflagerungen in Form von weißlichen Belägen auf der Zungen- und Wangenschleimhaut. Die Speichelsekretion und damit die Selbstreinigung des Mundes reicht noch nicht aus, um diesem Pilzbefall beizukommen. Die wie kleinste Kalkspritzer aussehenden Beläge treten in der Regel erst nach dem 3. oder 4. Lebenstag auf. Je älter das Kind wird, umso widerstandsfähiger wird die Schleimhaut. Der Soor führt bei uns so gut wie nie zu einer ernsten Erkrankung.

Die Behandlung ist einfach und immer wirksam: Sie besteht in der Bepinselung mit einem flüssigen Heilmittel, das eine spezifische Wirkung gegen den Soorpilz hat. In zwei bis drei Tagen ist dann vom „weißen Rasen" im Munde des Säuglings nichts mehr zu sehen.

Zu einer **Mundschleimhautentzündung** (Stomatitis) kann es im Kriechlingsalter, also im 2. Lebensjahr kommen, d. h. in einer Altersstufe, in der die fast obligate Unreinlichkeit des Kriechlings zum Auftreten dieser „Schmierinfektion" durch einen Virus oder andere Keime wesentlich beiträgt.

Kinder, die an Stomatitis leiden, sind in ihrem Allgemeinbefinden stark beeinträchtigt; sie sind mißgelaunt und verweigern wegen bestehender Schmerzen die Nahrungsaufnahme. Die Krankheit ist sehr ansteckend und ist oft begleitet von hohem Fieber. Die Anwendung eines Antibiotikums ist problematisch. Man bekämpft also die Symptome: Im akuten Stadium verabreiche man wegen der Schmerzen flüssige und nicht reizende Kost, keine sauren Säfte, nicht viel Salz, am besten lauwarme Milch. Mundspülungen kommen in diesem Alter leider nicht in Frage. Nach einer Woche gehen die Symptome erfahrungsgemäß schnell zurück.

Zu den häufigsten Krankheiten des Kindesalters ganz allgemein gehören die Gaumenmandelentzündungen (eitrige Anginen). Säuglinge erkranken daran allerdings noch kaum, öfter bereits das Kind im Kriechlingsalter.

12. Medikamentenmißbrauch

Es gibt immer mehr gute und wirksame Arzneimittel, die in den letzten Jahrzehnten auch in der Kinderheilkunde ganz beachtliche Erfolgsergebnisse gezeitigt haben. Es handelt sich vor allem um die heute schon allgemein als Chemotherapeutika bekannten Stoffe, die unter bestimmten Voraussetzungen ohne jegliche Schädigung des menschlichen Organismus schon in niedrigen Dosierungen Infektionserreger hemmen oder abtöten. Die beiden Hauptgruppen sind derzeit die Antibiotika (das sind Naturstoffe) und die Sulfonamide (das sind synthetische Substanzen).

Bei ihrer Anwendung ist allerdings unbedingt Vorsicht geboten, da sich neben der heilenden Wirkung auch unerwartete und unerwünschte Nebenerscheinungen einstellen können. Ungewöhnliche Reaktionen sind oft auf eine Neigung zu sogenannten allergischen Erkrankungen zurückzuführen. Auch kann es vorkommen, daß sich zwei verschiedene, zugleich verordnete Medikamente nicht vertragen. Ein weiterer, unangenehmer Effekt ist die entstehende Resistenzentwicklung, d. h. eine herbeigeführte Unter- oder Unempfindlichkeit gewisser Keime den erwähnten modernen Arzneien gegenüber. Niemals darf daher einem Kind ohne ärztliche Verordnung ein Medikament verabreicht werden, weil es im Haushalt gerade vorrätig ist, und niemals darf eine Behandlung aus eigenem Ermessen vorzeitig abgebrochen werden. Nicht nur Überdosierungen, sondern auch Unterdosierungen sind bei gewissen Medikamenten streng zu vermeiden. Dies gilt ganz besonders für die Antibiotika. In der Praxis kann die leider oft sehr unkritische Anwendung von antibiotischen und anderen Arzneimitteln den Krankheitsverlauf erschweren. Auch darf nicht außer acht gelassen werden, daß Medikamente zuweilen, zum Beispiel bei einer Unterdosierung, das Krankheitsbild verschleiern.

Ein Medikament, das bei einer früheren Krankheit vom Arzt verordnet worden ist, darf bei einer neuerlichen, scheinbar ähnlichen Erkrankung nicht ohne weiteres wiederum verabreicht werden.

Richtig eingesetzte und gut dosierte Medikamente sind gefahrlos und eine wichtige Hilfe bei der Bekämpfung der Krankheiten. Dies möge jenen Eltern gesagt sein, die vor Medikamenten jeder Art eine übergroße Scheu zeigen.

13. Vergiftungen

Infolge der immer noch mangelhaften Aufklärungsarbeit sind sich die Erwachsenen viel zuwenig der Gefahren bewußt, denen Kinder im 2. Lebensjahr, aber auch schon ältere Säuglinge in der Wohnung ausgesetzt sind. Unachtsam liegen Medikamente herum, Wasch-, Putz- und Schädlingsbekämpfungsmittel werden nicht hinter Schloß und Riegel gehalten, und deren Restbestände werden in den leicht zugänglichen Mistkübel geworfen. Aus der Fülle der Gefahren unserer modernen Zivilisation wird für den Kriechling keine Konsequenz gezogen. Jeder Erwachsene, der ein kleines Kind zu betreuen hat, sollte sich zumindest folgendes merken: Erwischt man ein Kind gerade beim Einnehmen herumliegender Tabletten oder Substanzen, die eine Vergiftung bewirken könnten, sind die Reste sofort aus dem Mund zu entfernen. Überbleibsel der verdächtigen Materie und deren Verpackung sind für eine rasche Diagnose und wirkungsvolle Behandlung äußerst wichtig. Im Hinblick auf die verbreiteten Rauchgewohnheiten sei auch daran erinnert, daß Rauchwaren und vor allem mit Zigarettenstummeln gefüllte Aschenbecher sich nie in Reichweite des Kindes befinden sollen.

Bei Vergiftungsverdacht ist es wichtig, das Kind sofort zum Erbrechen zu bringen. Um dies zu erreichen, gibt man ihm ein halbes Glas Wasser zu trinken, in dem vorher ein Suppenlöffel Kochsalz aufgelöst wurde. Dieses Vorgehen gilt jedoch nicht, wenn das Kind eine ätzende Flüssigkeit zu sich genommen hat. Verweigert das Kind die Einnahme dieser Kochsalzlösung, probiert man es mit viel Wasser, vermischt mit nur wenig Fruchtsaft. In jedem Fall von Vergiftung ist aber so rasch wie möglich Hilfe beim Arzt oder im Krankenhaus zu suchen. Heute stehen Tag und Nacht in fast allen Ländern Vergiftungszentralen zur Einholung erster Anweisungen zur Verfügung:

        Berlin (West)   (030) 302 30 22
        Hamburg   (040) 63 85 345
        München   (089) 41 402 211
        Wien   (0222) 43 43 43
        Zürich   (01) 251 51 51

14. Unfälle

Sobald Kinder kriechen oder gar gehen können, ist die Welt für sie voll unerkennbarer Gefahren. Bei den Ein- bis Zweijährigen liegt die Gefahr des *Ertrinkens* an erster Stelle. Unbeaufsichtigt können sie in der Wohnung in die volle Badewanne oder auch im Garten in einen Bottich oder in das Schwimmbecken fallen. Aussicht für eine Wiederbelebung besteht nur dann, wenn bis zum Eintreffen ärztlicher Hilfe unverzüglich mit der Mund-zu-Mund-Beatmung begonnen wird.

    Bei den übrigen Unfallsarten halten sich die Verkehrsunfälle, die Verbrennungen/Verbrühungen und die Vergiftungen zahlenmäßig etwa die Waage.

    Die *Verkehrsunfälle,* die nach dem 2. Lebensjahr sprunghaft zunehmen, spielen aber schon in der ersten Kindheit eine größere Rolle. Ohne Beaufsichtigung sind Kinder dieser Altersstufe angesichts der allgemeinen Motorisierung unzähligen Gefahren ausgesetzt.

    Man kann ruhig sagen, daß so gut wie alle Unfälle, welcher Art auch immer, gerade in dieser Altersstufe vermeidbar wären. Ganz besonders gilt dies für *Verbrennungen.* Es geht hier überwiegend um *Verbrühungen* durch heiße Flüssigkeiten. In dieser typischen, dem Säuglingsalter folgenden Lebensperiode, wo Aktivitätsdrang und mangelnde Erfahrung oft einer ungenügenden Beaufsichtigung gegenüberstehen, kommt es am häufigsten zu solchem Unfallsgeschehen. Der mit dem Tischtuch heruntergezogene Topf mit heißer Flüssigkeit, die sich über den Kopf oder andere Körperteile ergießt, ist das „klassische" Beispiel.

    Im Falle von Verbrennungen bzw. Verbrühungen sind folgende **Erste-Hilfe-Maßnahmen** zu empfehlen:

    Die Brandwunden sind grundsätzlich steril abzudecken, wobei weiße, gekochte und dann heiß gebügelte Wäsche praktisch als steril betrachtet werden kann. Unbedingt zu vermeiden sind: Öl, Mehl, Puder, Salben, alte „Hausmittel"; auch dürfen weder Watte noch Zellstoff verwendet werden.

Die Anwendung von Gelees, zum Beispiel Aristamid, kommt nur dann in Frage, wenn die in Mitleidenschaft gezogene Körperoberfläche nicht mehr als 5% ausmacht.

Sofortige Kaltwasserbehandlung (Eintauchen in kaltes Wasser oder kühler Wasserstrahl) der geschädigten Hauptpartien während höchstens fünf bis zehn Minuten schafft erste Erleichterung und ist für die Heilung nicht nachträglich. Voraussetzung ist jedoch, daß das Kind dadurch nicht zusätzlich geschockt wird. Bei starken Schmerzen sind schmerzstillende Mittel zu verabreichen.

Bei drittgradigen Verbrennungen (vollständiges Absterben von Gewebeteilen) hat die Einweisung in ein Spital unverzüglich nach der ersten Versorgung zu erfolgen. Das gleiche gilt bei nicht drittgradigen Verbrennungen, wenn diese über 10% der Körperoberfläche erfassen.

Alle Unfallarten und -möglichkeiten hier zu beschreiben würde zu weit führen. Doch darauf muß eindringlich hingewiesen werden: Für die Unfälle, deren Folgen oft schwerwiegend sind, wie Organverletzungen, Schädel-Hirn-Verletzungen, Gehirnerschütterungen, Knochenbrüche, Stromstöße, Quetschungen und Schockzustände, kann nicht der „Pechvogel" verantwortlich gemacht werden; Unfälle haben ihre eigenen Ursachen, ihre eigene Epidemiologie. Die Ursachen können durch gute Erziehungsarbeit in den Medien deutlich gemacht werden. Die Möglichkeiten für eine breite und wirksame Volksaufklärung waren noch nie so günstig wie heute. Daß dem Arzt bei der Unfallverhütung eine besondere und umfassende Aufgabe zufällt, sollte sich von selbst verstehen. Leider besteht bei den Ärzten im deutschen Sprachraum dafür im allgemeinen nur wenig Bereitschaft und Interesse.

In diesem Zusammenhang sei bezüglich der *Unfallprophylaxe* auf England verwiesen, das andern Ländern auf diesem Gebiet schon seit Jahrzehnten unbestritten viele Schritte voraus ist. Die dort erreichte spektakuläre Verminderung der Unfallrate im Kindesalter hat in der Folge weitere Länder zu ähnlichen Maßnahmen stimuliert, so etwa Schweden und die Niederlande, die Informationen über Unfälle und Unfallverhütung herausgebracht haben, welche an Bedeutung weit über die Grenzen des eigenen Gebietes hinausreichen.

Die im Kriech- und beginnenden Gehalter häufigen Unfälle – Verkehrsunfälle, Ertrinken, Verbrennungen und Vergiftungen –

spielen im Säuglingsalter eine ganz untergeordnete Rolle. Im 1. Lebensjahr haben wir es bei den meisten Unfällen mit Erstickung an Nahrungsbestandteilen oder Fremdkörpern zu tun. Dabei ist allerdings nicht immer abzuklären, ob es sich eventuell um den **„plötzlichen Tod"** („Krippentod") handelt, für dessen Auftreten Entzündungsprozesse der oberen Luftwege oder andere Ursachen vermutet werden. Sicherlich ist nicht zu negieren, daß im Säuglingsalter eine gewisse Erstickungsgefahr durch Aspiration besteht, d. h. durch das Eindringen bzw. Hineinziehen von flüssigen oder festen Stoffen in die Luftröhre oder Lunge. Das kommt vor, wenn in diesem Bereich gewisse Störungen auftreten, wenn zum Beispiel die Atmung durch Husten behindert wird oder wenn durch Erbrechen Speisebrei im unrichtigen Moment in den Rachen gelangt oder ganz besonders dann, wenn beides zugleich eintritt. Wenn auch eine solche Erstickungsgefahr in jedem Lebensalter besteht, so ist sie doch ganz besonders gegenwärtig und bedrohlich im Säuglingsalter. Jeder Säuglingsschwester wird daher schon in der ersten Ausbildungszeit eingeschärft, daß sie einen erbrechenden Säugling sofort aufnehmen und in vornübergeneigter Position halten muß, damit die zurückgefallene Zunge und der Unterkiefer die Atemwege wieder freigeben und Flüssigkeit gegebenenfalls ablaufen kann. Es ist daher vollkommen unlogisch, ein Kind wegen vermeintlicher „erhöhter Erstickungsgefahr" grundsätzlich nicht auf den Bauch zu legen. Freilich kann auch einmal ein Kind in Bauchlage dem tragischen „Krippentod" erliegen, doch ist dies nachgewiesenermaßen viel seltener der Fall als bei Kindern in Rückenlage. Die Bauchlage des jungen Säuglings gewährt, wenn er allein im Zimmer liegt, den größten Schutz vor Erstickung durch Aspiration.

15. Das Kind im Krankenhaus

Im Laufe der letzten 15 Jahre hat sich der Umgang mit Kindern in Kinderkrankenhäusern und -abteilungen im ganzen deutschen Sprachgebiet grundlegend geändert. Rückblickend selbst noch auf die sechziger Jahre kann man die damals in diesen Anstalten herrschenden Verhältnisse ruhig mit dem provokatorischen Ausdruck „Kinderspitalghetto" bezeichnen. Veranlassung zur „Öffnung" der Kinderspitäler gab die inzwischen gewonnene, bessere Erkenntnis der emotionalen Bedürfnisse des Säuglings und Kleinkindes, denen ganz besonders bei einem Spitalaufenthalt Rechnung getragen werden muß. Die plötzliche vollkommene Trennung von der gewohnten Umgebung ist für das Kind eine schwere

Belastung, welche unter Umständen nachhaltige Folgen nach sich ziehen kann. Der bis in die jüngste Zeit einmal pro Woche oder sogar nur alle zwei Wochen gestattete Besuch von einer Stunde bedeutete für viele kleine Patienten grausame seelische Qualen und kommt, heute gesehen, mehr oder weniger einer psychischen Kindesmißhandlung gleich.

In Anbetracht der in unseren Breiten hohen Zahl von Spitalsaufnahmen schon während der Kindheit (etwa 10%) kann angenommen werden, daß bei den 20% der heute mit Verhaltensstörungen aufwachsenden Kinder diese zu einem nicht unwesentlichen Teil auf eine inhumane Hospitalisierung zurückzuführen sind.

Wenn auch das Problem des klinischen Hospitalismus für die ganze Kindheitsperiode mit verschiedenen Akzenten je nach Altersstufe seine Gültigkeit hat, so ist doch für das Kind von unter zwei Jahren das Trennungstrauma von kaum zu überschätzender Bedeutung.

Breit angelegte wissenschaftliche Untersuchungen und Erfahrungen zeigen, wie sehr die Trennung des Säuglings von der Mutter das ganz kleine Menschenkind bereits in seiner allerersten Lebensphase schwer schädigen kann. Dieses Faktum darf nicht mit der oft gehörten Äußerung „Psychologie ist halt momentan ‚in'" verniedlicht werden, und es ist davor ausdrücklich zu warnen. Heute wissen wir sehr viel von der frühen sensiblen Phase selbst untergewichtig geborener Kinder, bei denen sich die Trennung besonders tragisch ausgewirkt hat. Denn oft wurden diese von ihren Müttern bei ihrer Entlassung aus den Frühgeborenenabteilungen gefühlsmäßig nur mit größten Schwierigkeiten angenommen, bevor die nunmehr fast überall eingeführten psychohygienischen Reformen ihre Wirkung taten. Die Trennung und das gestörte mütterliche Verhalten blieben für die Entwicklung des Kindes nicht ohne negative Folgen.

Die erwähnte Neuerung besteht darin, daß Mutter und Vater(!) zur Pflege ihres frühgeborenen Kindes zugezogen und zur Aufnahme einer engen Beziehung schon im Inkubator durch Hand-Haut-Kontakt aufgefordert werden.

Ein Kind im 2. Lebensjahr, das die Härte eines Mutterverlustes vor dem notwendigen Krankenhausaufenthalt noch nie erlebt hat, kann mit beschwichtigenden Worten darauf noch nicht vorbereitet werden. Ohne Gewährleistung des familiären Eltern-Kind-Kontaktes läuft das Krankenhaus-Trennungstrauma des Kindes dramatisch ab: anfängliche Verzweiflung, gefolgt von Weinkrämpfen, Schreien, Händeringen, stundenlang, tagelang; dann Verfallen in tiefe Resignation, keinem Zuspruch, keiner Zärtlichkeit mehr zugänglich; als einzige Lösung blieb und bleibt nicht selten die möglichst rasche Entlassung des kleinen Patienten aus dem Krankenhaus.

Gelegentlich kommt es aber im 2. Lebensjahr bei einer Einweisung ins Krankenhaus auch vor, daß das Kind sich äußerlich anpaßt und sein seelisches Leiden verleugnet. Scheinbar stellt es den Kontakt zu seiner Umwelt her; Schwestern und Ärzte atmen auf. Doch mehr und mehr zeigt es sich bindungslos, es ignoriert die Mutter bei ihren Besuchen, weil es sich von ihr im Stich gelassen fühlt. Aus dem Spital entlassen, entwickelt es Aggressionen, die den konsternierten Eltern unerklärlich sind. In der weiteren Folge geht dann diese abweichende Haltung in eine geradezu krankhafte Abhängigkeit von der Mutter über, die sich keinen Augenblick mehr von dem Kind entfernen darf. Selbst das Auf-das-Klo-Gehen der Mutter wird zum Problem. Schlafstörungen, Appetitlosigkeit, Koliken, psychosomatische Krankheitserscheinungen waren (und sind) Folgeschäden einer unzulänglichen Betreuung des Kindes im Krankenhaus; denn sosehr sich Ärzte und Schwestern um Kinder in der absoluten Abhängigkeitsphase auch bemühen: Die Mutter und den Vater können sie nie ersetzen.

Heute besteht eine unabdingbare Verpflichtung jedes verantwortungsbewußten Kinderarztes und der zuständigen Gesundheitsverwaltung zur aktiven Gewährleistung eines engen Eltern-Kind-Kontaktes während der Hospitalisierung.

Gefordert und allgemein durchgesetzt werden müssen: die unbeschränkte Besuchszeit für Eltern im Kinderkrankenhaus, aber auch die Mitaufnahme von Müttern erkrankter Kinder, und zwar zum Nulltarif, besonders von Kindern vor dem 3. Lebensjahr. Nach den Erfahrungen der Pionierländer (England, Skandinavien und Schweiz) können diese Forderungen verwirklicht werden. Der enge Kontakt der Eltern mit dem kranken Kind bei freiem Zugang zu dessen Bett hat keine zusätzliche Infektionsgefährdung gezeigt. Auf zusätzliche Requisiten wie Gesichtsmasken, Überschuhe und weiße Mäntel für die Besucher wird heute sogar verzichtet. Eltern mit frischen „Erkältungskrankheiten" vom Besuch abzuhalten, bereitet praktisch keine Schwierigkeiten.

Die Einführung einer Besuchsmöglichkeit rund um die Uhr ist schon deshalb geboten, da eine beschränkte Besuchszeit auf etwa drei oder sechs Stunden zu Mißverständnissen Anlaß gab und oft als Besuchsverpflichtung aufgefaßt wurde. Die in den skandinavischen Ländern seit über zehn Jahren praktizierte, unbeschränkte Besuchszeit hat nicht zu dem befürchteten Massenansturm von Verwandten geführt; die Besucher verteilen sich störungsfrei über den ganzen

Tag, wobei die Mütter meist kaum vor zehn oder elf Uhr vormittags erscheinen. Ab etwa sechs Uhr abends herrscht im allgemeinen Ruhe. Auch wenn berufstätige Eltern mit unregelmäßiger Dienstzeit zu außergewöhnlichen Stunden kommen, wird der Spitalbetrieb dadurch erfahrungsgemäß in keiner Weise gestört.

Gelegentlich (und besonders häufig in Österreich) beklagen sich die Schwestern nach Einführung der neuen Besuchsordnung darüber, daß die Mütter nur für die angenehmen Seiten der Pflege und Betreuung zuständig seien, sie aber die negativen Aufgaben zu verrichten hätten, wodurch sie sich bei den Kindern unbeliebt machen. Es können Reibereien zwischen Schwestern und Eltern entstehen, da diese leicht als „Eindringlinge" empfunden werden. Solche Spannungen sind sicherlich auf Organisationsmängel zurückzuführen, die zu beheben sind. Das Krankenhauspersonal sollte ausgiebig Gelegenheit erhalten, sich mit den neuen Erkenntnissen und Verhältnissen auseinanderzusetzen. Wo psychohygienische Reformen noch nicht durchgeführt wurden, sollte man damit stufenweise beginnen. Abrupte Veränderungen würden nicht zu dem gewünschten Ziel führen.

Mit einem geringen Prozentsatz (10–20%) schwieriger Eltern muß immer und überall gerechnet werden, doch es wird übereinstimmend berichtet, daß solche kaum je ein Grund waren, die Besuche beim kranken Kind einzuschränken.

Von ihren Eltern vernachlässigte, nicht besuchte Kinder wird es bedauerlicherweise immer geben. Man kann aber eine Angleichung nach unten nicht vornehmen und deshalb das Besuchsrecht einschränken. Praktisch nehmen sich fast alle Mütter auch des Kindes im Nachbarbett liebevoll an. Die soziale Kontaktaufnahme liegt auch im Interesse des eigenen Kindes und schafft viele unerwartete positive Überraschungen beim gemeinsamen Spiel.

Wer über den Einfluß der seelischen Verfassung des Kindes auf seine Krankheit einigermaßen Bescheid weiß, wird mit Überzeugung für eine großzügige Regelung der Besuchszeiten im Kinderkrankenhaus eintreten bzw. in weitestem Rahmen davon Gebrauch machen.

Ein weinendes, von entsetzlicher Angst und seelischem Leid gepeinigtes *Kind sollte in Zukunft nur in Begleitung eines Elternteils zu einer auch noch so harmlosen Operation gefahren werden.* Kleine Kinder dürfen nicht allein den Ärzten und Schwestern überlassen werden. Eltern sollen sich von den Ärzten, denen diese Dinge noch nicht klar sind, nicht beirren oder einschüchtern lassen. Die derzeit noch zahlreichen, in Opposition stehenden Gegner zeitgemäßer

Regelungen für „das Kind im Krankenhaus" werden in wenigen Jahren zu einer besseren Einsicht gelangen.

Es ist unbedingt erforderlich, Medizinstudenten als zukünftige Ärzte an den Universitäten und Lehrkrankenhäusern unter Berücksichtigung der hier vorgebrachten Neuerungen, Probleme und vor allem Erkenntnisse auszubilden. Die Ergebnisse tiefenpsychologischer Forschungen auf dem Gebiet der Kinderpsychologie müssen zum selbstverständlichen Rüstzeug der nächsten Ärztegeneration werden, die dann ihrer psychosozialen Verantwortung Rechnung tragen kann.

Literatur

Biermann, G. (Hrsg): Handbuch der Kinderpsychotherapie IV. München 1981 (Reinhardt)
Bornemann, E.: Reifungsphasen der Kindheit. Sexuelle Entwicklungspsychologie. Band 1, Wien 1981 (Jugend und Volk)
Brunn, S. und E. Schmidt: Die Kunst des Stillens. Altendorf 1979 (Lector)
Czermak, H.: Zur Behandlung der initialen und sekundären Hypogalaktie. In: Annales Paediatrici Vol. 180, Bern 1953 (Karger)
Dick-Read, G.: Mutterwerden ohne Schmerz. Die Natürliche Geburt. Hamburg 1971 (Hoffmann und Campe)
Erikson, E. H.: Das Strafen in der Erziehung. Meiringen 1966 (Fischer)
Feinbloom, R. I.: In: Schwangerschaft, Geburt und Säuglingspflege. München 1978 (Piper)
Lamaze, F.: In: Dick-Read, siehe oben
Leboyer, F.: Geburt ohne Gewalt. München 1981 (Kösel)
Leiber, B. und H. Schlack: ABC für junge Mütter. Stuttgart 1975 (Thieme)
Lind, J.: Die Geburt der Familie in der Frauenklinik. In: G. Biermann: Jahrbuch der Psychohygiene 2, 77–83, München 1974 (Reinhardt)
Lorenz, K.: Der sonderbare Dativ. In: O. König: Das Paradies vor unserer Tür. München 1973 (DTV)
Lothrop, H.: Das Stillbuch. München 1980 (Kösel)
Miller, A.: Du sollst nicht merken. Frankfurt (M) 1981 (Suhrkamp)
Molinski, H.: Die unbewußte Angst vor dem Kind als Ursache von Schwangerschaftsbeschwerden und Depressionen nach der Geburt. München 1972 (Kindler)
Pernhaupt, G. und H. Czermak: Die gesunde Ohrfeige macht krank. Wien 1980 (Orac)
Petri, H. und M. Lauterbach: Gewalt in der Erziehung. Frankfurt (M) 1975 (Fischer)
Plata Rueda, E.: Praktische Aspekte des Stillens. In: Annales Nestlé, Heft 45. 1978

Portmann, A.: Zoologie und das neue Bild vom Menschen. Basel 1951 (Rowohlt)

Reisetbauer, E. und H. Czermak: Die Körperteile des Säuglings. pädiat. prax. 11, 5–14, München 1972 (Marseille)

Reuss, A. und H. Czermak: Kinderkrankheiten. In: Therapie und Praxis. Wien 1958 (Urban und Schwarzenberg)

Schetelig, H.: Entscheidend sind die ersten Lebensjahre. Freiburg i. B. 1980 (Herder)

Schindler, S.: Geburt – Eintritt in eine neue Welt. Göttingen 1982 (C. J. Hogrefe)

Sichtemann, E.: Leben mit einem Neugeborenen. Frankfurt (M) 1981 (Fischer)

Spock, B.: Säuglings- und Kinderpflege. Band 1. Frankfurt (M) 1973 (Ullstein)

Strotzka, H., M. Simon, H. Czermak, G. Pernhaupt: Psychohygiene und Mutterberatung. Wien 1972 (Jugend und Volk)

Tönz, O.: Vortragsmanuskript. Stillseminar Wien 1980

Zulliger, H.: Schwierige Kinder. Bern 1977 (Huber)

Sachverzeichnis

Abhärtung 149
Abpumpen 103
Abspritzen der Milch 104
Abstillen 106
Achtmonatsangst (siehe Fremdeln)
Agalaktie 95
Alkoholgenuß 91
Allergien 86
Ambulante Entbindung 17
Anämie 87
Angina, eitrige 146
Angst 38
Appetitlosigkeit 117 f., 121, 125
Asthma 148
Atmung 29
Aufstoßen 102
Ausschläge (allgemein) 164 f.

Babyschwimmen 50
Baden 48, 90
Barfußgehen 72
Bauchhoden 31
Bauchlage (siehe Körperlage)
Bekleidung (siehe Wickeln)
Besuchszeit, unbeschränkte 19, 172
Birchermüsli 120
Blähungen 102
Blasenentzündung 154
Blutarmut 159
Blutikterus 32
Blutschwamm 24
Breitwickelmethoden 47
Bronchitis – Bronchiolitis 147
Brustdrüsenentzündung 108
Brustdrüsenschwellung 25

Brustpflege 88 ff.
Brustwarzen 88 ff.
Brustwarzenaufrichtungsreflex 96

Dauer der Mahlzeit 101
Daumenlutschen 40
Diphtherie 134
Dressur 74
Durchfall 122 f.
Durst 117
Durstfieber 34

Ei 116, 120
Einmalzellstoffwindel 47
Eiterinfektionen 164
Ekzem 163
Erbrechen 103, 125 f.
Ernährung der Stillenden 90 f.
Erste Hilfe 168
Ertrinken 168
Erziehung (siehe Früherziehung)

Familie 17
Fettsucht 125
Feuchtblattern 138 f.
Feuermal 26
Fisch 119
Flachwarzen 88
Flaumbehaarung 24
Fleisch 116, 119
Fluor 40, 87
Flüssigkeitsabfuhr, -zufuhr 35
Frauenmilchsammelstelle 111
Fremdeln 60
Frischluft 152
Früherziehung 65

Frühgeborenes 22, 130 ff.
Furunkel (siehe Eiterinfektionen)
Fußstellungen 27, 52
Fütterung nach Bedarf 19, 100, 113, 114

Galaktorrhoe (Milchfluß) 90
Gaumenmandelentzündung 146
Geborgenheit (am Leib der Mutter, des Vaters) 42
Geburtsgeschwulst 26
Geburtsverletzungen 129
Gehör 60
Gehschulen 63, 64
Gehversuche 71
Gelbsucht des Neugeborenen 32
Gemüse 115, 119 f.
Genitale 60, 75
Gewicht bei der Geburt 22
Gewichtsverlauf 56, 59, 61, 63, 71, 102
Gneis 163
grippale Infekte 144
Gymnastik 46, 51

Hakenfuß, -stellung 27, 52
Harn, -menge 36
Hausgeburt 26
Haut des Neugeborenen 23
Hautkrankheiten 161
Hautmale 26
Hautnabel 29
Hexenmilch 25
Hodenbruch 31
Hohlwarzen 88
Hüftgelenk, -schäden 46, 51
Husten 167
Hyper-, Hypogalaktie 95, 105

Ikterus gravis 33
Impfungen 143
Inkubator 132

Juckblattern 164

Kartoffeln 119
käsige Schmiere 23

Kehlkopfentzündung, -katarrh 147 f.
Kernikterus 33
Keuchhusten 139
Kieferstellung 41
Kinderlähmung 141
Kinderwagen 43, 55
Kindesmißhandlung (siehe Früherziehung)
Kindspech 35 f.
Kleidung 46, 48
Klumpfußstellung 27
Knicksenkfuß 50
Knochenverletzungen 128
Koliken 41
Kolostrum 83 ff.
Kopfblutgeschwulst 127
Körperkontakt 42 ff., 57
Körperlage 45, 50 f.
Krampfkrankheiten 160
Kriechen (Krabbeln) 62, 63
Krippentod 86, 170
Kryptorchismus (siehe Bauchhoden)
künstliche Ernährung 84 ff.

Lachen 56
Laktagoga (siehe milchtreibende Mittel)
Laktation (siehe Stillen)
La Leche League (LLL) 76
Lanugo (siehe Flaumbehaarung)
Leistenbruch 30
Leistenhoden 31
Let-down-Reflex (siehe Milchspendereflex)
Lues (siehe Syphilis)
Luftröhrenkatarrh 147
Lungenentzündung 147
Lymphdrüsenentzündung 146

Mandelentzündung (siehe Gaumenmandel- bzw. Rachenmandelentzündung)
Masern 135
Medikamente 92, 96

Medikamentenmißbrauch 166
Mekonium (siehe Kindspech)
Menstruation 94
Milchauffanghütchen 90
Milchdrüse 82
Milcheinschuß 98
Milchentnahme 101
Milchfluß (siehe Galaktorrhoe)
Milchpumpe 101, 104
Milchschorf 162
Milchspendereflex 100, 109
milchtreibende Mittel 91, 105
Milien 24
Mittelohrentzündung 146, 153
Mongolenfleck 24
Mumps 141
Mundschleimhautentzündung 165
Mutter-Kind-Paß 71

Nabel(ring)bruch 29
Nabelschwämmchen 28
Nabelstrangrest 28
Nachtmahlzeiten 100, 113
Nasen-Rachen-Katarrh 146
Nasenspray 105
Nebenhöhlenentzündung 147
Neugeborenenmitesser 24
Neugeborenenrötung 23
Neugeborenensein 13
Nieren 37
Nierenbeckenentzündung 154
Nierenentzündung 154 f.

O-Beine 28
Obst 115, 119 f.
Obstipation (siehe Verstopfung)
Ort der Entbindung 14
Oxytozin 100, 105

„Pendelverkehr" 69
Pförtnerkrampf 103, 125
Phimose (siehe Vorhaut)
Phototherapie 34
Pille 93
Poliomyelitis (siehe
  Kinderlähmung)

Prolaktin 100
Pseudocroup 148
Pulsfrequenz 36

Rachenmandel 146
Rachitis 155 f.
Rauchen 92
Reflexe 37
respiratorische
  Affektkrämpfe 161
Rhesusfaktor 33
Rohkost (siehe Birchermüsli)
Rooming-in 18 ff.
Röteln 138
Rückenlage (siehe Körperlage)

Sauberkeitserziehung 65, 68, 74
Saugbewegungen 40
Säuglingsgymnastik (siehe
  Gymnastik)
Säuglingssterblichkeit 127
Saug-Melk-Bewegungen 41
Sauna 90
Schädlingsbekämpfungsmittel
  (Schadstoffe) 92
Scharlach 135
Schiefhals 128
Schielen 58, 61
Schlafstörungen 41, 54, 57, 64,
  153
Schlagen 67, 70
Schluckauf 102
Schnuller 40
Schnupfen 145
Schreien und Weinen 44
Schuppen (siehe Gneis)
Schuppung 23
Schüttelfrost 151
Schwangerschaft, neuerliche 94
Seitenlage 53
sensible Phase 13
Sexualität (siehe Genitale)
Sitzen (Sitzbuckel) 61
Sofortgemeinschaft (siehe
  Rooming-in)
Soor 165

Spiel(sachen) 59 ff., 62, 73
Sprachentwicklung 56, 63, 65, 72
Steckkissen 48
Stilldauer 76
Stillen 76 ff.
Stillen als Liebesbeziehung 96
Stillen auf Verlangen (siehe
 Fütterung nach Bedarf)
Stillfrequenz 76
Stillpraxis 99
Still(un)fähigkeit 94
Stillwilligkeit 78
Storchenbiß 26
Stottern 62
Strafen 64, 67 f.
Strampeln 46, 61
Stridor 30
Stühle 35, 102, 123
Suchreflex (Saugreflex) 96
Suppe 116
Syphilis 143

Tandem-Stillen 94
Temperaturregelung 24
Tragtuch 43
Trennung von den Eltern 65
Trinkmenge 113
Tuberkulose 142

Überfütterung 23, 113
Übergangsmilch 83

Übertragung 24
Unfälle 168

Vater bei der Geburt 17
Verbrennungen 168 f.
Vergiftungen 167
Verhütungsmittel 94
Verkehrsunfälle 167
Verstopfung 118, 122 ff.
Vitamin(mangelkrankheiten) 155
Vollmilch 116
Vorhaut 25
Vormilch (siehe Kolostrum)

Wachstum 22, 56
Wasser 122
Wasserbruch 32
Weinen 44
Wickeln („Windeln") 46
Wochenbettdepression 19
Wochenbettpsychose 19
Wucherungen 146
wunde Warzen 101
Wundsein 47, 91

X-Bein-Stellung 72

Zahnkaries 87
Zahnung 38
Zimmertemperatur 151
Zöliakie 113
Zwiemilchernährung 114

Kontaktadressen

Kontaktadressen für La Leche League
Bundesrepublik Deutschland:
Elise Hellwig, Kastellweg 21, D-6900 Heidelberg,
Tel. (06221) 47 21 94
Österreich:
Mag. Waltraud Kovacic, Sperrgasse 3/15, A-1150 Wien,
Tel. (0222) 85 18 244
Schweiz:
Heather Scheidegger, Bodenacherstraße 83, CH-8121 Benglen,
Tel. 01-8251 058

Aktionskomitee **Kind im Krankenhaus** e.V.
Irmgard Folkers, Vogelsbergstraße 4, D-6370 Oberursel/Ts 1,
Tel. (06171) 36 06
Verein Kind im Krankenhaus
Brigitte Hintermeister, Jerisberghof/Ferenbalm, CH-3249 Gurbrü,
Tel. 031-95 58 67

Ein **Tragtuch** (bekannt unter dem Namen „Didymos") für Säuglinge ab 6 Wochen und für Kleinkinder, in dem die Beinchen des Kindes eine anatomisch richtige Haltung einnehmen, ist erhältlich in:
Bundesrepublik Deutschland:
E. Hoffmann, Uferstraße 30, Postfach 227, D-7140 Ludwigsburg-Hoheneck, Tel. (07141) 5 21 15
Österreich:
U. Kern, Taborstraße 22/Stg. 1/4/7, A-1020 Wien, Tel. (0222) 24 72 34
Schweiz:
B. Odeh, Winterthurer Straße 404, CH-8051 Zürich, Tel. 01-40 30 40

Brigitta Bunzel –
Franz Sedlak

Mein Kind wird operiert

Eltern bewältigen mit ihrem Kind die Zeit vor und nach einer Operation

Format: 20 × 22 cm
Kartoniert
Ca. 72 Seiten
ISBN 3-215-05843-X

Was sollten Eltern wissen, wenn ihr Kind ins Spital muß? Welche Bedürfnisse des Kindes müssen berücksichtigt werden? Welche Einstellungen wirken sich positiv aus? Diese und andere wichtige Fragen werden im ersten Teil dieses Buches von den beiden Fachautoren – klinischen Psychologen – klar und anschaulich beantwortet. Auch Ärzte und Schwestern kommen zu Wort und äußern ihre Vorschläge, wie die Situation des kranken Kindes am besten gemeinsam bewältigt werden kann. Erziehungsratschläge ergänzen diesen wichtigen Abschnitt.
Im zweiten Teil des Buches wird in Erlebnisberichten und Zeichnungen dokumentiert, wie sich Krankheit und Operation im Erleben von Eltern und Kindern spiegeln.
Ein Anhang mit Fragen, die aus der praktischen Erfahrung resultieren, regt zur kreativen Rekapitulation der erworbenen Einsichten an. Mit ihrem Buch wenden sich die Autoren an Eltern, Erzieher, Kinderärzte.

ÖBV
Österreichischer Bundesverlag